« Non, je ne suis pas à toi »

Groupe Eyrolles
61, bd Saint-Germain
75240 Paris cedex 05

www.editions-eyrolles.com

Avec la collaboration de Cécile Potel

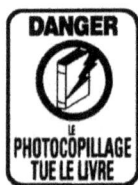

Histoires de vie

Mary Genty

« Non,
je ne suis pas à toi »

EYROLLES

À mes enfants, ainsi qu'à tous les enfants
et ex-enfants de la terre.

Tous les enfants du royaume de la terre attendent leur fée à leur naissance. Certaines ont des ailes, d'autres non… Certaines ont la taille d'une libellule, d'autres sont beaucoup plus petites et d'autres encore beaucoup plus grandes…

Chaque enfant du royaume de la terre a une fée à la mesure de son rêve. Car les fées sont les gardiennes du rêve. Et tous les enfants du royaume de la terre arrivent avec un rêve à accomplir. Mais parfois, ils l'oublient, le perdent ou l'échangent avec d'autres.

Il y a aussi beaucoup de voleurs de rêve au royaume de la terre et les fées sont là pour faire en sorte que les enfants et leurs rêves ne se perdent pas de vue.

Préface

On ne dira jamais assez les dégâts qu'a provoqués
l'invasion du vocabulaire psychanalytique dans le langage
courant. Freud voulait donner à l'humanité une notion
plus claire d'elle-même ; ce sont désormais les clichés
freudiens qui obscurcissent notre connaissance.

A. Finkielkraut, *La sagesse de l'amour.*

Le réel de l'inceste : une question de vie ou de mort

Malgré l'existence féérique et la vie de château proposées par ses parents, à dix-sept ans, Mary quitte sa famille. Elle a été violée par son père et vient de révéler le secret honteux qui pesait sur elle. Commence alors un cheminement initiatique allant de galères en échecs, de malaises en maladies, d'addictions en vente de drogue, d'une sexualité sans sensibilité au risque de la prostitution. L'enfer de la répétition ne s'arrête pas là. Ses projets n'aboutissent pas. Les compagnons de sa mère ne la respectent guère. L'homme avec lequel elle vit, et qui lui donne deux enfants, s'avère violent, et reproduit l'inceste en la trompant avec sa propre sœur. Le compagnon suivant fait partie d'une secte, tente de la soumettre à son emprise mentale et conçoit avec elle une petite fille qu'il abandonnera.

La destruction profonde qu'opère tout inceste est patente dans l'existence de Mary. Ainsi, le très beau film *Precious* démontre le lien étroit entre maltraitance, abus sexuel et échecs (scolaire, sentimental, social)[1]. Comme Mary, tous les enfants qui ont été abusés se sentent sales, maudits, honteux, coupables… et tellement vides. Ils ont vécu leur propre mort psychique, mais une deuxième série d'assassinats est souvent à craindre : l'aveuglement, la surdité et le refus de croire à l'horrible réalité, de la part de l'entourage et des professionnels (psychistes[2], juges, formateurs et éducateurs). Restent alors pour ces enfants brisés l'angoisse, le doute, l'impossibilité de s'inscrire dans la réalité, la peur de devenir fous et les tentatives de suicides, dont certaines sont fatales.

« J'étais un zombie », exprime Mary. Ce terme qui revient souvent explicite l'anesthésie, l'insensibilisation et la léthargie qui ont permis à Mary de survivre tant bien que mal à la tragédie. Pourtant, le corps se déchaîne en somatisations diverses : écœurements, vomissements, constipation, sciatique, lumbago et crises de tétanie. Ils sont les seuls signes visibles de son mal-être intérieur. Ils découlent du mutisme imposé par le violeur, et de ce secret gardé sur la profanation, qui est soit présentée comme un mirage, une invention… soit considérée comme un événement trop grave pour qu'il

---

1. Film américain de Lee Daniels (2009).

2. Nom générique donné aux psychanalystes, psychiatres, psychologues et psychothérapeutes.

soit possible d'en parler librement. Bienséance, démission, lâcheté ?

Le profanateur, ses partisans et ses complices

Contre tous ceux, si nombreux, qui s'opposent à l'avènement de la terrible vérité, Mary lutte et soutient sa parole, enracinée dans la mémoire de ce qu'elle a réellement vécu. Malgré les spécificités de son caractère et de son histoire, le père de Mary est un abuseur sur le mode de tant d'autres, hommes ou femmes, pères ou mères. Il est très séducteur, d'apparence plus que « normale » du point de vue social : il sait facilement se faire passer pour un parent parfait, gentil, dévoué, serviable, attentionné. « Mon père est le sauveur du monde », écrit Mary. Voilà ce qui plaît aux professionnels (assistantes sociales, enquêteurs, juges) et les convainc souvent de défendre ce pauvre bourreau qui sait si bien renverser la situation, se faire passer pour une victime éplorée et exiger dommages et intérêts pour diffamation !

Le propre de la perversion, je l'ai déjà dit et écrit par ailleurs, est de « renverser le monde », de faire passer le vrai pour le faux. Si son moteur est la haine, cette puissance froide de destruction de l'humain, sa stratégie est celle de l'inversion. Mary a cru plusieurs fois mourir lorsqu'elle s'est confrontée aux dénis répétés et acharnés de son père, qui de plus, lui promettait affection et tendresse : discours creux du violenteur, qui reprend ce que le corps social - avide de consensus - a envie d'entendre. Voilà ce qu'ont très bien compris tous les prédateurs et leurs comparses ; voilà ce qu'ils arrivent si bien à faire gober autour d'eux, rendant leurs proches complices de leurs crimes. Ainsi, les classements sans suite s'égrènent de façon déconcertante…

Reste la question des thérapeutes. Une vision béate pourrait laisser croire que Mary n'a pas eu de chance, jusqu'à ce qu'elle rencontre Mme Nicolas…. Heureusement qu'il existe des thérapeutes comme cette formidable madame Nicolas, pour accueillir vraiment les femmes et les hommes qui ont vécu l'inceste, pour rompre le cycle infernal de la répétition de la violence d'une génération sur la suivante. En tâchant d'être lucides, il semblerait que beaucoup de psychistes n'aient pas encore le courage de regarder le réel tel qu'il est. Alors, qu'il s'agisse d'une méthode (distance, froideur, mutisme) ou d'un dogme (tout est fantasme), non seulement ils n'aident pas leurs patients, mais ils risquent de les conduire au désespoir, de les rendre encore plus malades ; ce qui est l'inverse de la thérapie.

Renaître après les mises à mort du viol et de ses dénis

Il est très rare qu'un agresseur reconnaisse son crime. Il n'y a rien à attendre de ce côté-là. Devenu adolescent, un patient violenté par sa mère choisit de lui parler directement de ce qu'elle lui a fait subir lorsqu'il était enfant. Sa mère lui fait cette réponse qui signe le déni typique du profanateur : « Comment une mère peut-elle faire ça à son enfant ? » Réponse de pure convention, enjolivant son déni, parfaitement conforme au consensus social. Tout va bien. Il ne s'est rien passé. Lucien Mélèse a découvert que ce « comme si de rien n'était » dans les familles à inceste aboutit souvent à ce que l'un des membres devienne épileptique[1] ! Le film *Festen*, remarquable dans sa peinture de la réalité de ce genre de famille, illustre le dur combat face au déni, indispensable à mener pour sortir de l'isolement, enfin aimer et ne pas mourir en se suicidant[2].

Ni vu, ni connu : l'abuseur a plus d'un tour dans son sac pour se tirer d'affaire et paraître une victime magnifique et innocente. C'est qu'il y va de sa réputation, et à ses yeux la notoriété sociale est plus importante que tout. Une jeune patiente qui a révélé avec précision l'inceste maternel, se voit traitée d'affabulatrice par la mère et de déséquilibrée par le juge des enfants qui lui recommande d'aller voir un psychiatre ! La violeuse en sort indemne et peut brandir son pédigrée de mère parfaite. Voilà pourquoi il est vital de ne pas confondre le système judiciaire, ses carences, ses incohérences et ses erreurs, avec la Loi, loi symbolique qui structure tous les humains et préside à leur relation. Loi de respect d'autrui, fondée sur l'interdit de l'inceste.

Comment s'en sortir ? En tenant bon, en continuant à croire et à soutenir ce qui a été véritablement vécu. En affirmant, en créant, en écrivant, etc. Ce qu'accomplit merveilleusement

---

1. L. Mélèse, *La psychanalyse au risque de l'épilepsie*, Erès, 2000.
2. Film danois de Thomas Vinterberg (1998).

Mary, avec tant de courage. Sa vision de la féminité rayonnante et de la maternité rassurante, ouvrant le cœur, m'a fait penser à ce que Karin Trystram et moi-même avons conceptualisé sous le terme de « mère du symbolique ». A côté de la métaphore paternelle, nécessaire à l'entrée de l'enfant dans le registre de la loi, de l'altérité, de la parole et de la pensée, nous avons découvert qu'existe aussi la métaphore maternelle, celle du lien, de la douceur, de la délicatesse, du tact, de la sollicitude et des sentiments. L'une et l'autre de ces dimensions sont nécessaires pour devenir humain, pour mettre fin à la barbarie de l'inceste et pour que l'amour ait réellement des chances d'exister…

Saverio Tomasella, psychanalyste.

Menteuse !

« Tu as violé ta fille ? »

Les mots de Nicole résonnent encore dans l'escalier, me suivent dans la rue. Est-ce que mon père court derrière moi en criant menteuse ? Non, il n'a même pas essayé de me rattraper. C'est l'hiver, il est environ 18 h 30 et la nuit est tombée depuis longtemps. Je suis sortie de la maison en trombe. À présent je marche, vite, pas question de m'arrêter. Il faut que je parte loin d'ici. J'ai le visage, le nez, les joues mouillés de larmes. Je suis terrifiée, c'est la fin du monde.

Soudain, de l'autre côté du trottoir, j'aperçois ma sœur cadette qui marche doucement sur le chemin de la maison. Elle ne se doute pas de ce que je viens de dire, de faire. Je ralentis, tente un pas dans sa direction avant de me figer sur place. Dans ma tête je suis sa grande sœur, celle qui s'est occupée d'elle et des autres petits. J'ai envie de lui parler, de lui expliquer… Mais je continue mon chemin, avec l'horrible sensation de l'abandonner. J'ai peur, terriblement peur. Alors je reprends la marche en direction du centre-ville. Quelques minutes plus tard, j'entre dans une cabine téléphonique et appelle Valérie, ma meilleure amie. Je parviens à peine à articuler :

« Je peux venir chez toi ?

— Où es-tu ?

— À la fontaine.

— Attends-moi, j'arrive ! »

Alors j'attends, mains enfoncées dans les poches, au bord du trottoir. Les minutes me semblent des heures, je sursaute à chaque bruit. Enfin, j'aperçois Valérie qui s'avance vers la place, sur sa mobylette. Elle s'arrête à ma hauteur et me fait signe de monter derrière elle. La mobylette vrombit et s'élance de nouveau dans l'obscurité.

Lorsque nous arrivons chez elle, Valérie me prend par la main et m'emmène dans sa chambre. Il y fait chaud, doux. Je me laisse tomber sur la couette en plume d'oie, je regarde le bout de mes chaussures, la tête en vrac et les yeux brûlants. « Valérie, je peux dormir ici cette nuit ? »

Mon amie acquiesce avant de quitter la chambre pour prévenir ses parents. Elle prétexte une grosse dispute entre ma belle-mère et moi et leur demande si je peux rester pour la nuit. Ils me connaissent bien et m'ont toujours gentiment accueillie, pour partager un repas ou dormir. Les parents de Valérie acceptent donc, à la condition que je prévienne mon père et qu'il soit d'accord. L'angoisse me serre la gorge de nouveau : « Je veux bien mais c'est vous qui appelez. Moi, je ne peux pas. »

Je vois la mère de mon amie se diriger vers le téléphone et composer le numéro que Valérie lui souffle. Les poings serrés, j'épie la conversation qui s'engage. Elle sera brève : mon père donne son autorisation sans broncher. Je respire à nouveau et remercie d'un sourire puis j'aide Valérie à mettre la table pour le repas du soir. Au moins, cette nuit, je serai en sécurité.

Lorsque je me réveille le lendemain, l'angoisse envahit mon corps tout entier. Inlassablement, la scène de la veille se rejoue dans ma tête. Qu'est-ce que j'ai fait là ? Qu'est-ce que j'ai dit à mon père, à sa compagne ? Je ne sais pas si c'est bien ou mal. Je me lève comme un robot, m'habille et retourne dans le froid du matin. Valérie me conduit en mobylette jusqu'à la gare. Quelques minutes plus tard je prends place dans le train qui m'emmène loin d'ici, chez ma mère, à Annecy. À cet instant je sais que le voyage sera sans retour, parce qu'il est trop tard.

J'ai parlé. Le secret est levé. Je ne pourrai jamais revenir en arrière.

Le ventre vide

En janvier 1980, quelques semaines après ce départ fracassant, je m'inscris au lycée, en classe de première à Annecy.

La vie chez ma mère s'avère difficile. Sans ressources, elle se retrouve pourtant avec deux adolescents à charge : mon frère aîné, arrivé chez elle l'année précédente, et moi. Malgré le peu de meubles, son appartement est suffisamment grand pour que l'on ait une chambre chacun, chambres que l'on partage avec notre frère et nos deux sœurs lorsqu'ils viennent en week-end. Nous dormons sur des matelas posés par terre. C'est plutôt baba cool, on adore ça. C'est également un matelas garni de coussins qui nous sert de canapé dans le salon. Les murs de cette pièce sont blancs. Seule une grande tenture indienne vient habiller le mur derrière le « canapé ». Et puis il y a des plantes vertes, des étagères en bois chargées de livres – ma mère lit beaucoup –, de l'encens qui brûle à toute heure et une cafetière toujours pleine de café chaud. J'aime ce cocon coquet que ma mère a tissé. Même si elle se considère femme libérée, ma mère n'est absolument pas féministe. Elle s'inscrit plutôt dans la mouvance « psy », méditation transcendantale et revendique la présence d'un homme fort à ses côtés, voire d'un gourou. Le portrait de « son maître » trône dans le salon.

Nos repas à la cantine sont entièrement pris en charge par la bourse scolaire, mais le soir et les week-ends c'est souvent la galère pour manger correctement. Nous sommes au régime patates, riz, pâtes et souvent obligés de voler pour manger de la viande ou des protéines. Ma mère nous laisse facilement boire de l'alcool et fumer des pétards, mais elle ne vole pas. Elle préférerait crever de faim ! Mais pour subvenir à nos besoins elle est bien obligée de nous laisser faire. On la prévient toujours lorsque « nous allons faire des courses ». On y va à plusieurs pour éviter de se faire choper, arrivant séparément dans le magasin. Chacun a un rôle précis, tout est très bien organisé… Quelques francs pour acheter un petit quelque chose et le tour est joué. Pour éviter de nous faire repérer, nous changeons régulièrement d'épicerie.

Ma mère est en instance de séparation avec son dernier mari, qui a tendance à s'intéresser d'un peu trop près à moi. Un jour, alors que je vivais encore chez mon père et que nous étions en week-end chez ma mère, il m'avait avoué combien il me trouvait belle. Je devais avoir quatorze ans. Nous étions à la piscine et il avait attendu d'être seul avec moi pour me dire : « Qu'est-ce que tu es belle, Marie, dommage que tu aies aussi mauvais caractère ! » Sa réflexion m'avait mise très mal à l'aise. Je m'étais enroulée dans ma serviette de bain et, plutôt que de me flatter, ces confidences m'avaient conduite à l'éviter. Il me dégoûtait. Je ne supportais plus son regard sale et gluant sur moi. Lui, en revanche, prenait un malin plaisir à me fixer, si bien que c'était devenu un jeu. Cela me mettait dans des rages folles qui me faisaient parfois hurler. Je lui criais d'arrêter.

Mais loin de le décourager, ma réaction le faisait rire. D'ailleurs, tout le monde se foutait de moi. Personne ne comprenait pourquoi je me mettais dans cet état pour un simple regard. Et moi, j'étais bien incapable d'expliquer à ma mère que je me sentais violée par les yeux de son mari.

Du haut de mes dix-sept ans j'ai arrêté de lui hurler dessus. Mais je sens l'animosité de ma mère, son ressentiment à mon égard. Elle ne dit rien mais c'est là, entre nous. Est-elle jalouse de moi ?

✳ ✳ ✳

Depuis mon arrivée à Annecy, j'ai perdu plus de dix kilos. Mes problèmes d'estomac ne sont pas nouveaux. Je me souviens être allée chez le médecin avec mon père, vers l'âge de treize ans. Je l'ai entendu dire que c'était certainement « un clapet » qui ne se fermait pas ou mal. Il m'avait donné à l'époque un traitement contre les brûlures. Ce qui n'avait pas empêché, par la suite, les régurgitations. Malheureusement, depuis que j'habite avec ma mère, les régurgitations se sont transformées en vomissements. Mon clapet ne se ferme plus. Je vomis tout ce que je mange, mais seules les toilettes le savent. J'ai bien trop honte pour en parler à qui que ce soit.

Pour la première fois, mon frère m'emmène en boîte de nuit. Je fête l'événement en me coupant les cheveux à la garçonne. C'est ma façon à moi de me libérer et de me rebeller. Sans savoir pourquoi, j'ai toujours eu cet étrange sentiment d'avoir les cheveux longs pour faire plaisir à mon père. Ma nouvelle coupe me donne beaucoup de succès. J'ai mon premier flirt et puis s'enchaînent d'autres sorties et de vraies aventures… Mon expérience de l'autre sexe se fait de façon presque obligatoire, pour rassurer mon entourage, pour montrer que je suis absolument normale. Car à bientôt dix-huit ans, personne ne comprend pourquoi je n'ai pas de petit copain. On m'a même déjà demandé si je n'étais pas homosexuelle ! Cela m'a tellement offusquée que je me suis promis d'accepter la première offre « potable » qui passerait par là. Ce qui est finalement arrivé. Mais je ne ressens rien, cela m'angoisse même. Alors je fume et je bois pour rendre les choses moins difficiles.

Avec le printemps, je me balade souvent dans le centre-ville et adore faire des rencontres. On me donne souvent plus que mon âge ; je suis régulièrement abordée, voire draguée, par des hommes beaucoup plus vieux que moi. Très attirée par la musique, je fais la connaissance des musiciens de la rue. C'est comme cela que je rencontre Jean. Un guitariste super sympa de dix ans mon aîné qui s'amourache vite de moi. Il gagne sa vie en jouant de la guitare dans les restaurants et les bars, mais aussi en cultivant de la marijuana qu'il revend dans les réseaux annéciens. Jean est natif de la région et connaît énormément de monde. Par son intermédiaire je découvre le monde de la nuit, de l'alcool et de la drogue. J'ai également appris quelques notes sur sa guitare. J'adore… D'ailleurs, je passe mon temps à observer ses doigts danser sur les cordes. J'ai envie d'apprendre, je rêve d'en jouer moi aussi.

Les relations avec mon père restent très distantes. Cependant, en juin, soit six mois après mon départ, il nous fait, à mon frère et à moi, une proposition alléchante : nous reverser l'argent des allocations familiales, à condition que nous investissions ensemble dans un appartement. Il a déjà trouvé un petit « boui-boui », très peu cher. L'appartement en question est très sombre et humide. Donnant directement sur la chaussée – une petite rue toujours à l'ombre –, il comporte deux chambres ainsi qu'une cuisine équipée d'un évier et d'un conduit d'évacuation des fumées. Les toilettes se trouvent à l'extérieur et l'appartement est dépourvu de salle de bains. Mais nous pouvons en faire construire une : le propriétaire est d'accord, tant que c'est à nos frais !

L'idée d'indépendance et d'autonomie se fait plus forte que la question du confort. La vie s'annonce dure car les allocations familiales ne représentent pas grand-chose. Mais cela ne peut pas être pire que chez ma mère. Après deux mois d'été pendant lesquels j'ai gagné quelques sous en travaillant dans des colonies de vacances, j'emménage avec mon frère et démarre ma nouvelle vie. Nous tentons d'aménager notre logement le plus joliment possible. Mon père nous dégote un poêle à charbon et un bac à douche et mon frère nous installe un super coin salle de bains. Ma chambre donne directement sur la porte d'entrée, ce qui n'offre pas beaucoup d'intimité, mais mon lit – un matelas deux places posé par terre – est planqué derrière un paravent. Une tenture indienne orne mon mur et une très vieille armoire en bois abrite mes vêtements. Nous avons du matériel pour écouter de la musique, un petit frigo, une cuisinière à gaz. Finalement, on ne s'en sort pas si mal ! Malheureusement, nous nous apercevons très vite que nous vivons avec les souris. Elles dorment sous mes oreillers, me réveillent la nuit, grignotent nos denrées alimentaires… C'est sans arrêt la course-poursuite au rongeur. Jusqu'au jour où nous voyons un gros rat sortir de la salle de bains et traverser la chambre de mon frère. Là, je commence à avoir peur.

Ma colocation avec mon frère se passe bien. Contrairement aux relations que nous avions dans notre enfance, nous sommes assez unis et solidaires. Ceci dit, nous sommes rarement seuls chez nous. Sa petite amie investit souvent les lieux, ainsi que des copains de passage.

La couture et la création prennent une place particulière dans ma vie. J'ai hérité de la vieille machine à coudre de ma grand-mère. Je transforme de vieux vêtements et en confectionne de nouveaux. Pour arrondir mes fins de mois, je me suis même lancée dans la fabrication de chemises pour les copains du lycée.

Malgré cette année plutôt perturbée, je suis acceptée en terminale et le jour tant attendu de mes dix-huit ans arrive. Je suis majeure, mais je me sens seule au monde et complètement perdue. Si j'avais pu imaginer la tristesse de ce jour-là, je ne l'aurais pas attendu avec autant d'impatience.

Je commence à regretter d'avoir parlé.

Je sens bien que cela a jeté un froid sur toute la famille et que je suis perçue comme une pestiférée.

Le soir de Noël, mon père vient chercher mon frère et son amie pour le réveillon. Elle est invitée, mais pas moi. Ma mère a prévu des choses de son côté et mon père, au dernier moment, m'annonce que Nicole, sa femme, ne veut pas de moi à la maison. L'angoisse m'étreint et, jusqu'à la dernière minute, j'espère que mon père me proposera de venir. Mais rien, silence. Ma famille va me laisser là, toute seule, un soir pareil, des sanglots plein la gorge ! La vengeance est trop dure. La voiture démarre et mon frère me regarde d'un air désolé. Je lui en veux à mort de partir quand même. Je me retrouve sur le trottoir, hébétée de les voir s'éloigner. Brusquement mon père ouvre sa portière avant de lancer : « Bon, tu veux venir ?... » Je signale que « oui » d'un mouvement de tête et saute dans la voiture.

Lorsque j'arrive dans ma famille, Nicole, mes frères et mes sœurs sont là. Contrairement à ce que je pensais, ils semblent contents de me retrouver. Mais le brouhaha des retrouvailles de la fête porte en lui un silence insoutenable.

✳ ✳ ✳

Les mois passent. Ma relation avec mon père est devenue « normale ». Plus personne ne parle de « cette histoire ». Moi, je veux l'oublier aussi. A-t-elle d'ailleurs existé ? J'ai bien compris que ma soumission à la loi familiale est la condition *sine qua non* pour avoir de l'argent et une place dans la famille. Finie la révolution, je rentre dans le moule, dans le mythe de la famille harmonieuse, le « comme si de rien n'était » ! Je reprends tous mes kilos et me laisse repousser les cheveux.

C'est alors que je rencontre Christophe. Il est en terminale comme moi, dans le même lycée. Nous avons déjà échangé quelques regards. Mais il est tellement beau avec ses yeux bleus et ses cheveux bruns que je n'imagine pas qu'il puisse s'intéresser à moi. Et pourtant, un jour de printemps il vient vers moi et je sens mon cœur s'emballer, mes jambes flageoler et mes yeux batifoler comme des papillons… Christophe étant fils de « bonne famille », ses parents voient d'un très mauvais œil notre relation. Je suis majeure, lui pas encore : je ne suis pas une fille pour lui ! Pourtant, ils m'accueillent de temps en temps chez eux. Christophe est mon premier amour. Non seulement j'éprouve du désir pour lui, mais en sa présence, je me sens aussi en sécurité. Ce sentiment est inédit. Le regard de Christophe sur moi m'ancre dans la réalité et donne du sens à ma vie. Grâce à lui, je découvre un autre monde, un milieu familial strict, mais avec des règles et des limites claires. Tout ce que moi-même je n'ai jamais eu. Il connaît mes difficultés familiales même si je ne suis pas vraiment entrée dans les détails. Lui-même est en rébellion contre sa famille et, comme beaucoup de jeunes de notre âge, il boit, fume des cigarettes et des pétards. Habitant à environ quinze kilomètres du lycée, il possède une petite moto pour faire les allers-retours matin et soir. On se voit au lycée dans les intercours, mais je passe surtout du temps avec lui le week-end. Il vient chez moi ou on va chez ses copains. Sa moto nous permet de nous déplacer facilement.

En juin arrivent les épreuves du bac… Je ne suis pas vraiment motivée. Je n'accroche plus avec les études, n'ai aucune perspective et surtout j'ai besoin d'argent pour manger, tout simplement. Avec l'argent que nous donne mon père, mon frère et moi ne nous en sortons pas. Christophe et d'autres amis font leur possible pour nous amener diverses denrées alimentaires, mais parfois nous allons quand même nous coucher le ventre vide. On ne se plaint pas, on ne demande rien, on dit seulement merci lorsque la nourriture arrive. Pendant les périodes de révisions, je ne vois pas beaucoup Christophe. Ses parents l'ont « séquestré » chez lui pour qu'il travaille. Il est lui-même plutôt motivé pour décrocher son diplôme car il a des projets d'études. Nous communiquons alors beaucoup par téléphone et nous nous voyons un peu les week-ends. Mon frère passe également son bac, mais il est parti chez sa copine pour réviser. Tous les copains sont plongés dans les révisions et plus personne ne passe à la maison. Je me retrouve seule quelques jours et dans la dèche plus que jamais. Le frigo et les placards sont vides. Je vais à la cantine scolaire le midi pour ingérer mon seul repas de la journée. Ainsi, la veille du bac, j'ai le ventre vide. Je passe les options couture et dessin et puis la philo, épreuve dans laquelle on me propose un sujet sur la pauvreté !

J'écris sur la feuille quelques lignes sur ma vie, mon ventre vide, et je sors…

Je n'ai pas passé les autres épreuves. Pas de bac, pas de diplôme. Perdue, sans projet et dans le vide le plus total, je n'ai plus qu'à travailler. Mais pour faire quoi ? Fermement décidée à réagir, je m'inscris dans une boîte d'intérim et je trouve rapidement du boulot dans une usine. Le rythme est infernal, je ne me vois pas faire cela toute ma vie. Alors je quitte l'usine au bout d'un mois et finis par accepter de redoubler ma terminale.

Pendant l'été, je déménage à nouveau ! La copine de mon frère habite maintenant avec nous et, bien sûr, je commence à les déranger sérieusement. Mon frère se met alors à chercher activement un autre pied-à-terre pour moi et me trouve une chambre à louer chez une grande copine de notre chère mère, qui, en plus d'être dans la mouvance « psy » et méditation transcendantale, est végétarienne. Ma mère, de son côté, vit un nouvel élan avec son ex-mari. Plus question de mettre les pieds chez elle. Elle a trop peur que je lui pique « son mec ». J'accepte donc cette nouvelle location.

Une nouvelle année scolaire commence, sur le ton de la séparation. D'abord avec mon frère, mais aussi avec Christophe qui est parti à Toulon pour faire ses études. Je me sens déchirée. Cependant, nous continuons à nous voir. À Toulon, il a un petit studio dans lequel il peut m'accueillir sans problème et, lorsqu'il ne peut pas rentrer le week-end, c'est moi qui fais le trajet en stop pour le rejoindre.

Après trois mois de vie commune avec ma colocataire, l'entente est très relative. Je me sens vraiment mal à l'aise chez elle et reste souvent enfermée dans ma chambre, allant parfois jusqu'à faire des crises d'angoisse. Christophe me manque et, malgré mes escapades à Toulon, je me sens terriblement seule. Il y a comme un vide à l'intérieur de moi, un trou, un énorme trou.

Et puis en décembre, la grande copine de ma mère me demande de partir. Ouf, quelle libération ! Et quel enfer. Où vais-je aller ? Je me sens jetée à la rue, comme une vieille serviette. Heureusement, rentré pour les fêtes de fin d'année, Christophe me propose de venir chez lui… ou plutôt, chez ses parents. Malgré leur ressentiment à mon égard, ces derniers m'accordent l'hospitalité quelques jours, pour faire leur « B.A. » de Noël. Mais cette solution ne peut pas durer, alors je cherche refuge chez les uns et les autres. En janvier, une copine me propose provisoirement un petit coin dans son appartement, le temps que je trouve un lieu stable. Alors que je suis sur le point d'accepter, son frère m'alerte : « Fais attention, Marie, ma sœur ne va pas bien du tout. » Que faire ? Malgré sa mise en garde, je n'ai pas le choix et emmé-nage chez elle. Les doutes se confirmeront quelques semaines plus tard. Un soir, en rentrant dans l'appartement, je retrouve mon amie pendue dans sa cuisine. Terrorisée, j'appelle les voisins, qui préviennent la police, et je suis embarquée au poste. J'y passe la nuit entière puis je sors au petit matin, en état de choc et de nouveau à la rue. Je décide de partir chez Christophe, à Toulon et y reste une quinzaine de jours. Tout le monde me cherche. Mon père, averti de mon absence prolongée par le lycée, finit par me retrouver. Il me fait parvenir un télégramme chez Christophe, me demandant de l'appeler. Ce que je fais. Il me demande de rentrer et de reprendre les cours au lycée. Je ne résiste pas longtemps : c'est mon père !

« Mais je vais dormir où, papa ?

— Chez ton frère ! »

Mouais, bof. Je n'ai aucune envie d'aller chez mon frère. Nos relations sont devenues vraiment trop tendues. Alors une fois rentrée à Annecy et malgré le froid de février, je recommence à déambuler chez les uns et les autres, parfois seulement pour la nuit, parfois pour une ou deux semaines. Le lycée est pour moi la seule façon de bénéficier d'un repas par jour en ayant accès à la cantine et reste mon seul repère. Cependant je ne vais plus beaucoup en cours. J'espère trouver du travail. Pendant plusieurs semaines, je prends cuite sur cuite, avec une seule idée en tête : trouver de l'argent pour m'acheter du shit ou de l'herbe… Jusqu'au jour où, à force de boire, fumer et manger n'importe quoi, je fais une intoxication alimentaire. Malade à crever, j'appelle mon père qui me propose un petit séjour chez lui, histoire de me requinquer et de réviser le bac. Cela fait quelques mois que Nicole et lui ont emménagé dans la région nantaise. Mon père ne connaît rien de ma vie, de ma galère. Je pense qu'il n'a pas envie de savoir. Il ne me pose jamais de questions et, hormis quelques banalités, nous n'échangeons rien. Excellent orateur, il ne sait parler que de lui, de son travail, de ses engagements, de ses idées… Cela peut durer des heures. Il se bat contre les injustices de ce monde, il se bat pour les enfants des autres, pour les crève-la-faim et les sans-logement… Mon père est le sauveur du monde ! Mais moi, il me laisse dans la merde, avec cette seule menace : « Si tu arrêtes tes études, tu n'auras plus d'argent ! »

Requinquée et le ventre plein, je reviens à Annecy pour passer les épreuves du bac. Toutes les matières, cette fois ! Mais malgré un superbe dix-sept dans l'option couture et les épreuves de rattrapage, je n'obtiens pas mon diplôme, à un demi-point près. Je ne suis même pas déçue. Je suis comme anesthésiée face au vide et à l'inconnu… Qu'est-ce que je vais faire de ma peau ?

✳ ✳ ✳

Durant l'été, je trouve des petits boulots d'animatrice en colonie de vacances. Cela me permet de me payer une chambre sous les toits en centre-ville. Christophe travaille également. Nous nous voyons beaucoup moins et je sens que quelque chose ne colle plus entre nous. Il me semble distant. Je ne veux pas le savoir, je ne veux pas y croire… Pourtant, Christophe me quitte à la fin de l'été. Sous le choc de cette rupture, je me vide de mon sang, plusieurs jours durant. Mon corps souffre. Je vomis tout ce que je mange. D'ailleurs je finis par ne plus manger du tout. Je me liquéfie, me fissure, disparais. Cette fois-ci, c'est fini : je suis morte à l'intérieur.

Septembre arrive et, comme promis, mon père me coupe les vivres.

À la dérive

Le salaire gagné pendant l'été est déjà presque épuisé. Une fois mon loyer payé, je n'ai plus rien pour me nourrir. Je fais alors les fins de marché pour récupérer les fruits et légumes restés sur le sol. Seule, je n'ai pas le courage de voler dans les magasins. Comme un zombie j'erre dans les rues, à la dérive. Un jour, une personne m'interpelle à la terrasse d'un café : « Marie ? » C'est Anna, une fille rencontrée dans une soirée, quelques mois auparavant. Nous avons plusieurs connaissances en commun. Elle me propose de boire un café avec elle et je lui raconte ma situation. Anna a vingt ans, tout comme moi, est mère d'une petite fille de dix-huit mois et habite seule avec son bébé dans un petit deux-pièces. Anna ne travaille pas et vit avec l'argent de la CAF. Touchée par ma situation précaire, elle me propose de venir m'installer chez elle. Enfin un peu de soleil dans ma vie ! J'abandonne donc ma mansarde pour suivre Anna. Le fait que je n'aie pas de ressources ne lui pose aucun problème. Elle aussi a eu un parcours difficile, elle a envie de me donner un coup de main.

Anna a plein de copains et une vie très mouvementée. Il y a toujours du monde chez elle et, certains soirs, l'appartement devient un véritable repaire d'alcool, d'herbe et de shit.

© Groupe Eyrolles

Souvent ivres ou stones, nous vivons au jour le jour, mais surtout la nuit. Totalement déracinées, toutes deux en manque d'amour et d'affection, nous rêvons de partir et de rencontrer le grand amour… Le froid de novembre a de nouveau envahi les rues d'Annecy. L'hiver arrive à grands pas et les emmerdes avec. Anna ne m'a pas tout dit. Elle a de nombreuses dettes et, quelque temps plus tard, une saisie-arrêt effectuée sur son compte bancaire stoppe net toutes ses sources de revenus. Anna ne payant plus son loyer, l'inévitable coupure de gaz puis d'électricité ne tarde pas à suivre. Nous nous retrouvons sans chauffage ni lumière. Le peu d'argent que nous avons est consacré à Sarah, la fille d'Anna. Nous, on se contente des restes. Nous nous préparons des bouillies infâmes, mélanges de farine et d'eau. Parfois, lorsque nous pouvons nous le permettre, nous rajoutons du chocolat ou du sucre. Dans les jours d'opulence, nous avons droit à des pâtes ou du riz. On se débrouille. Les copains nous donnent parfois un coup de main. Un jour, l'un d'eux nous remet frauduleusement le gaz, ce qui nous permet de faire cuire la nourriture et chauffer la pièce de nouveau, grâce au four. Pour s'éclairer, on va piquer les cierges dans les églises. On continue à rêver, mais on commence aussi à s'engueuler. Nous avons quelques scènes terribles, Anna et moi. Il faut absolument que je trouve du travail, que je parte de chez elle car la situation devient insupportable : je ne peux plus continuer à vivre à ses crochets.

En février, l'ombre d'un espoir émerge enfin. Une copine me parle d'une place dans un hôtel. La patronne recherche une femme de ménage. J'y vais, sans y croire vraiment, et oh

© Groupe Eyrolles

miracle ! me voilà embauchée. Ce travail à mi-temps m'ouvre les portes d'un foyer de jeunes travailleurs. Un nouveau monde s'ouvre à moi. Je fais des rencontres chaleureuses et trouve de l'entraide, de la solidarité. Je tisse des liens un peu plus positifs que tous ceux que j'ai connus ces derniers mois. Cependant, mon travail à l'hôtel ne me convient pas… C'est un hôtel de passe. Au bout de deux mois, je tombe malade. Ma patronne met un terme à mon contrat. Tant mieux, moi non plus je ne la supporte plus, elle a tout d'une patronne de maison close ! Encore une fois jetée à la rue, sans travail ni fiche de paye, je n'ai plus aucune légitimité pour résider dans ce foyer de jeunes travailleurs. Ils vont me mettre dehors à coup sûr. Comment faire ? Que faire ? Le nombre d'heures travaillées à l'hôtel est insuffisant pour une ouverture de droits Assedic. « Tu présentes bien », me disent les travailleurs sociaux, « aucune raison de ne pas trouver de boulot ! » Ils ne connaissent rien de ma vie ni de ma galère. Comment peuvent-ils me dire une chose pareille ? Il n'y a que du désespoir au fond de mes yeux, mais je ne suis pas considérée comme délinquante. Alors je n'ai droit à rien, aucun suivi spécifique. Faut-il que je devienne une délinquante patentée ? Aucune aide financière ni aucune ressource ne m'est proposée. L'assistante sociale m'a lancé froidement que la seule solution serait que je « fasse un gamin » ! Décidément, je ne comprends plus rien au monde dans lequel je vis. Comment m'y retrouver dans ce flot d'incohérences ? Comment trouver du travail le ventre vide ?

Je me décide à aller voir ma mère, espérant trouver un peu de réconfort. Mais ai-je déjà trouvé du réconfort auprès d'elle ? Je me sens éternellement rejetée par elle, tout est sujet à dispute. Et cette fois encore, notre confrontation est très violente. « Je t'aime, je te hais, fous le camp, viens ici », notre relation navigue toujours dans les extrêmes, on ne trouve jamais de juste milieu.

Je rentre alors dans ma petite piaule de foyer, la hargne et le désespoir au ventre. Je referme ma porte si violemment que mon grand miroir tombe et se brise en mille morceaux. Le bruit me fige sur place. Avec ma vieille machine à coudre et mon matelas, ce miroir est mon seul patrimoine. Et le voilà qui se brise. J'ose à peine me retourner, et puis, en regardant les morceaux éparpillés au sol et sur la table, je me sens happée... Je ramasse un gros bout de verre bien pointu et m'installe dans mon lit, bien au chaud sous mes couvertures. Je pleure, mais je suis vide, tellement vide... Comment les larmes peuvent-elles encore couler ? Je prends mon bout de miroir dans la main droite et frotte le bout pointu sur la paume de ma main gauche, puis je décide d'appuyer un peu plus fort. Du bout de l'index jusqu'à la base de la paume, un sillon rouge commence à se creuser. Même pas mal. Je repense à ma mère, mon père, ma vie... Vide, je suis vide ! Pourtant quelque chose me prend les tripes, la gorge, au point de m'étouffer. Je recommence à me taillader la paume de la main en partant du bout de chaque doigt, puis de long en large et en travers. Bientôt, il n'y a plus un centimètre carré sans plaie. Ma main est ensanglantée. Je ne pleure plus, appliquée à ma tâche, concentrée. Il me faut changer de main, il faut continuer, faire en sorte que mes deux mains soient identiques. J'ai du mal à tenir le bout de verre dans ma main sanguinolente. Alors je le mets dans ma bouche, le serre entre mes dents, mes lèvres et je continue…

Tout à coup, quelqu'un frappe à la porte et me sors de ma stupeur. C'est un copain du foyer qui vient me proposer de partager son repas. Quelques minutes plus tard, je me retrouve avec les deux mains bandées. L'équipe du foyer n'a même pas fait venir le médecin. Par contre, tout le monde sait que je suis au chômage, y compris la direction. Je me retrouve au banc des accusés. Le directeur me laisse un peu de délai pour retrouver du travail, mais je suis sous haute surveillance.

En sursis ! La haine, j'ai la haine. Je porte en moi le plus violent désir de vengeance que j'aie jamais ressenti. Je me fais quelques sous alors en coupant les cheveux des gars du foyer ou en faisant quelques travaux de couture… Mais surtout je me lance dans le trafic de shit. Il faut bien payer mon loyer et avoir de quoi fumer pour faire face !

✳ ✳ ✳

J'ai rencontré Flo. Elle n'a pas encore dix-huit ans et elle est en fugue depuis plusieurs mois. Bien que cela soit strictement interdit, elle a trouvé refuge chez quelques gars du foyer. Notre amitié est foudroyante et je me propose de l'héberger. Nous vivons comme des hors-la-loi, cachées en permanence, pour que Flo ne se fasse pas mettre à porte. Malgré la solidarité avec les copains du foyer, j'apprends à rester plusieurs jours le ventre vide. Je ne supporte pas de mendier, de toujours demander. Quand j'ai trop faim et si j'en ai le courage, je vais me servir dans le rayon traiteur et pâtisserie de l'hypermarché, juste à côté du foyer. J'y vais souvent avec Flo. On ne vole rien : on mange sur place. Les yeux éclatés par le shit, écroulées de rire dans les rayons, une cuisse de poulet dans une main, la carcasse dans l'autre... Jamais personne ne vient nous arrêter. Sommes-nous vraiment invisibles ? Inexistantes ? Puisqu'il faut devenir délinquant pour avoir de l'aide, je m'exténue en vain à le devenir ; jamais personne ne me voit. Jusqu'où faut-il que j'aille ? Je suis face au vide et au néant. Je me sens virtuelle, comme un mirage. Je ne suis personne...

Par l'intermédiaire de Flo, je rencontre Denis, un gros dealer de shit qui mène une vie un peu bohème. Il est joueur de guitare et, avec lui, je continue l'apprentissage de la musique. Nous devenons amants dès notre première rencontre. Il me fournit de la drogue en grosse quantité, si bien que Flo et moi devenons ses revendeuses sur le quartier. Malgré l'errance, la dérive dans la drogue et mes petits trafics pour subsister, je continue mes recherches de boulots. Je suis toujours surveillée par le foyer et menacée d'expulsion. C'est alors qu'un travail d'animatrice trouvé pendant l'été prolonge, *in extremis*, mon sursis de quelques semaines.

En août, des douleurs lancinantes au ventre me font souffrir. Je consulte un médecin, puis un spécialiste. Non seulement je suis enceinte de deux mois, mais de plus je porte deux fœtus, ainsi qu'un énorme kyste de huit centimètres de diamètre à l'ovaire droit. Je vis cette grossesse comme une aubaine qui donne enfin du sens à ma vie. Je veux garder mes « bébés », mais le kyste est peut-être cancéreux. Les médecins doivent m'opérer, malgré le risque de fausse couche que cela comporte. Hospitalisée en septembre, le jour de mon anniversaire, on me retire une tumeur qui n'est finalement pas cancéreuse. Malheureusement, les deux fœtus n'ont pas survécu. Pas plus que ma relation avec le « père ».

À la sortie de l'hôpital, je porte encore les fœtus morts dans mon ventre. Je ne comprends pas pourquoi les médecins ne les ont pas enlevés. « Vous devez attendre l'évacuation spontanée », m'ont-ils expliqué. J'ai la mort dans le ventre, la mort dans l'âme et je me retrouve de nouveau à la rue. En effet, le foyer a profité de mon absence prolongée pour changer la serrure de ma chambre et réquisitionner mes affaires personnelles. SDF, je reprends contact avec mes vieilles connaissances du centre-ville d'Annecy. Je revois Jean, mon tout premier copain guitariste. Il me présente une jeune femme de mon âge, auteur, compositeur, interprète. Elle chante en s'accompagnant à la guitare. Toute une soirée durant, je l'écoute, subjuguée. Ses textes sont magnifiques, sa voix douce et mélodieuse. Voilà ce que je veux faire : écrire, composer et chanter des chansons ! Trois longues semaines plus tard, ma fausse couche se déclenche dans des douleurs terribles. Heureusement, ce jour-là je suis chez ma mère, elle m'emmène à l'hôpital, où je fais un curetage.

***

J'ai gardé des liens avec le foyer où je me fais héberger clandestinement de temps à autre. Là-bas, j'entends parler d'un projet pour jeunes en insertion, dans le cadre d'un échange Franco-Allemand entre Annecy et Hambourg. Je prends cette opportunité très au sérieux. Partir et ne plus revenir… Je m'y vois déjà ! Rapidement, je contacte les travailleurs sociaux qui encadrent le projet. Par chance, je corresponds parfaitement à leurs critères et ils n'hésitent pas une seule seconde à m'intégrer à leur groupe, désormais complet.

Il ne s'agit pas seulement de partir pour Hambourg. Le but est de construire un projet professionnel en participant au financement du voyage par le biais d'un « chantier jeunes ». Encadrés par un animateur, les jeunes s'engagent à repeindre les caves d'un quartier d'Annecy pendant un mois, cinq jours par semaine de huit heures à seize heures. Je veux tellement partir que j'accepte ces conditions sans aucun problème. Malgré mon statut de SDF, je suis là tous les matins à huit heures, le pinceau à la main, parfois sans savoir où je vais dormir le soir, parfois le ventre vide depuis la veille à midi. Avec le froid de novembre, les absents se font nombreux sur le chantier. Moi j'y suis tous les jours…

Je rencontre Sylvie, l'interprète chargée de nous accompagner à Hambourg, et lui parle de mon projet de rester là-bas, de trouver un travail de fille au pair. Nous sympathisons toutes les deux. Elle a des connaissances à Hambourg et me promet de se renseigner pour me trouver un pied-à-terre.

Le jour du grand départ est enfin arrivé. Je quitte la France et tout mon merdier ! Nous voyageons en car. Malgré la proximité, je ne me fais pas particulièrement d'amis dans ce groupe de jeunes. Je me sens très différente d'eux, sans doute parce que je suis la plus vieille. Je reste la plupart du temps aux côtés de Sylvie. Avec elle, je parle beaucoup. Comme promis, elle a pris des contacts et juste avant de repartir en France elle me présente Renate, une amie à elle. Renate est d'accord pour m'héberger le temps que je trouve une famille d'accueil. Avant de partir, Sylvie me laisse cinquante marks – ce qui représente une énorme somme pour moi – pour que je ne dépende pas totalement de Renate et me dit : « Je suis certaine que tu pourras me les rendre un jour. » Je suis vraiment touchée. La vie semble enfin me faire des cadeaux.

Renate habite au premier étage d'un immeuble, dans un quartier assez calme de Hambourg, au fond d'une impasse, dans une grande cour. Il y a là quatre escaliers desservant chacun trois niveaux. Renate connaît bien ses voisins, qui sont même parfois des amis. Dès le premier jour, ils viennent faire connaissance avec la « Française » que je suis. C'est ainsi que je rencontre Rocco, un jeune homme de mon âge. Il habite dans l'immeuble avec son père, mais il a le projet de s'installer bientôt avec un de ses copains. Je rencontre rapidement ce copain. Ils sont tous deux vraiment sympas, mais avec Rocco, il y a quelque chose de plus.

J'ai quelques bases d'allemand datant de l'école et, grâce à un petit dictionnaire, j'arrive tout de même à échanger sur l'essentiel. Renate parle relativement bien le français et, à mon grand bonheur, elle possède une guitare ainsi qu'un petit livret de chansons dans lequel figurent les accords de guitare. C'est comme cela que j'apprends *Le Plat Pays*, la chanson de Brel que Renate préfère et qu'elle adore m'entendre chanter.

Je passe le plus clair de mon temps en compagnie de Rocco. Au bout de deux jours seulement, il est devenu mon petit copain attitré. Il me fait visiter Hambourg sous le froid et la neige et me propose déjà de partager sa future colocation avec son copain… Copain qui n'a pas l'air d'accord du tout ! J'en discute avec Renate qui me conseille de suivre mon projet. Selon elle, je ne dois pas « m'embarquer » avec Rocco, qui est très instable. De mon côté, j'écoute tout le monde, ne sachant pas vraiment quoi décider… Tout va si vite. Rocco me parle beaucoup. Il m'explique tout ce qu'il a prévu pour nous. Je réponds souvent « oui », alors que je ne comprends rien à ce qu'il me dit. Peu de gens se réjouissent de notre relation. Je rencontre son père, un très bel homme qui m'impressionne beaucoup et me donne le même conseil que les autres : « Ta place n'est pas ici ! »

Noël arrive. Renate a invité sa meilleure amie, une femme d'une cinquantaine d'années, qui se trouve tout simplement être la voisine du dessous. Nous passons une excellente soirée ensemble, durant laquelle Renate et son amie me font découvrir les spécialités culinaires de Hambourg. Elles me proposent de mettre une annonce dans le journal pour trouver du travail. Elles sont vraiment adorables toutes les deux. Le soir du jour de l'an, il neige. Nous sommes tous invités chez Rocco et son père qui organisent une grande fête. Lorsque nous arrivons avec Renate, il y a déjà beaucoup de monde. Rocco me présente puis je m'installe dans un coin, sur un matelas. Renate m'apporte un verre d'alcool quand Rocco revient vers moi en me tendant la main comme pour me proposer quelque chose. Sa main est effectivement remplie de petits cachets. Il insiste tellement que je finis par en prendre un et l'avale avec une gorgée d'alcool. Il fait chaud dans cet endroit. Le brouhaha des gens qui parlent, la musique… Je commence à me sentir mal, très mal, mon corps ne me porte plus, j'ai le sentiment de m'évaporer. Je me lève précipitamment et sors sous la neige. Qu'est-ce que j'ai fait, qu'est-ce que j'ai pris ? Plutôt que de me geler, le froid me permet de rester dans mon corps. Je suis partie depuis suffisamment longtemps pour que Renate s'inquiète et me rejoigne dehors. Je lui explique que j'ai pris un cachet sans savoir ce que c'était et que je me sens mourir. « C'est un acide, Marie ! » me dit-elle d'un ton affolé. Renate, elle, n'a rien pris. Elle me dit que nous devons avoir une conversation demain, lorsque je serai de nouveau dans mon état normal. Il est plus de minuit et je refuse de retourner dans cette fête. Renate m'accompagne jusque chez elle. J'ai besoin de me coucher, cet épisode m'a comme électrocutée. Le lendemain, la gueule enfarinée, j'écoute studieusement ce que Renate a à me dire :

« Lorsque tu es arrivée, il y a quinze jours, j'ai tout de suite su que Rocco allait s'amouracher de toi. D'ailleurs, tout le monde a pensé la même chose.

— Pourquoi ?

— Tu es le portrait craché de Marie, son ancienne amie. C'est vraiment incroyable : le même visage, les mêmes expressions et le même prénom ! Seulement voilà, Rocco ne faisait pas qu'aimer Marie, il était aussi son proxénète. »

Je suis horrifiée ! D'un seul coup, des mots, des gestes, des comportements que Rocco a eus avec moi prennent tout leur sens !

« Et bien entendu, notre crainte à tous était qu'il recommence avec toi », reprend Renate. « C'est pourquoi nous voulons tous que tu partes. C'est pour ton bien, à toi ! »

Je me souviens alors : Rocco m'a parlé de cette fameuse Marie. Il m'a dit avoir eu un enfant avec elle, avant qu'elle ne disparaisse soudainement. Bien entendu, il s'était gardé de me raconter le reste ! Ou peut-être l'avait-il fait, mais je ne l'avais pas compris. Renate m'explique comment Marie, qui était vraiment amoureuse de Rocco, avait maintes fois tenté d'arrêter le trottoir et comment Rocco s'y opposait. C'est seulement à la naissance de son fils qu'elle a eu le courage de fuir et de le quitter. En entendant ces mots, je suis prise d'angoisse. J'ai peur, peur de moi. Non seulement j'ai pris de la drogue sans même me poser de questions, mais de plus, je suis tombée dans les mains d'un proxénète, sans avoir rien vu venir.

J'accepte de partir. Deux ou trois jours plus tard, l'annonce que Renate a mise dans le journal a fonctionné. Un jeune couple avec deux enfants en bas âge me contacte. Ils attendent impatiemment leur jeune fille au pair. Je pars donc pour Munich, quelque peu décomposée par tous ces événements. L'accueil de la famille s'avère chaleureux. Malgré tout je suis fatiguée de ce long voyage depuis Hambourg. Les présentations se feront plus longuement le lendemain. Le couple qui m'accueille parle un peu français. Je suis chargée de m'occuper des enfants, de faire du repassage et un peu de ménage. Ils ne tardent pas à me demander :

« Mais quel est donc votre projet en Allemagne ?

— Mais d'apprendre l'allemand, bien entendu ! »

Ainsi, je me retrouve dans l'obligation de m'inscrire à l'université française pour prendre des cours d'allemand. Tout cela ne me motive guère. Ai-je vraiment le choix ? Une jeune fille au pair fait des études ! J'apprends donc à me déplacer seule dans Munich, à prendre le métro. Même si cette idée m'a transie de peur au départ, j'adore cela. Tout comme la réaction des gens lorsque je pose une question sur la direction à prendre. Le fait d'être française est plutôt un atout. À l'université, je rencontre d'autres étudiants et notamment Hamed, un Marocain. Je me rends vite compte que l'amitié d'Hamed n'est pas désintéressée. Il veut une relation beaucoup plus « rapprochée », ce que je ne souhaite pas du tout. L'avantage est qu'il m'invite régulièrement dans des soirées étudiantes. Est-ce mon look ou le fait d'être française ? Je plais beaucoup : les coups à boire pleuvent et de nombreux prétendants tentent leur chance…

Les semaines passent, je ne me sens pas à ma place dans cette famille. J'exècre les travaux ménagers, le repassage et surtout je ne parviens pas à m'intéresser aux enfants, me force pour jouer avec eux. J'ai écrit à Renate, qui ne m'a pas répondu. D'ailleurs elle ne me donnera plus jamais de ses nouvelles. Je me sens vide et glacée à l'intérieur. Je déserte les cours d'allemand, préférant traîner avec Hamed, avec qui je discute beaucoup. Un soir de mars, suite à une de ses invitations, je me retrouve à nouveau dans une soirée étudiante. Qu'ai-je bu ? Qu'ai-je fumé ? Qu'ai-je avalé encore à mon insu ? Je ne sais pas. Toujours est-il que je me réveille le lendemain matin, nue, dans le lit d'un inconnu. Que s'est-il passé ? Je n'en ai aucun souvenir. Affolée, je saute dans le métro pour rentrer à mon domicile. J'ai zappé l'heure du réveil des enfants. Quelle honte ! Leurs parents vont forcément se douter de quelque chose…

* * *

En partant pour l'Allemagne, je pensais avoir laissé mon merdier derrière moi… Eh bien non, les galères m'ont bel et bien suivie. Je plonge encore et encore et il fait de plus en plus froid dans mon corps, dans mon cœur.

Je décide alors d'envoyer un courrier à ma mère, qui me téléphone aussitôt. Au son de sa voix je m'effondre, en larmes. Elle me propose de rentrer, de m'héberger chez elle quelque temps. Voilà une main tendue, qui se présente juste avant que je ne me noie tout à fait.

Pour la première fois depuis longtemps je suis heureuse. Après quatre ans de dérive et quatre mois d'exil, je rentre chez moi.

✳ ✳ ✳

De nouveau à Annecy, je relève la tête et démarre une nouvelle vie. J'ai la rage au ventre et plus que jamais l'envie de vivre et de me venger de tout, de tout le monde. Je vais m'en sortir, seule, contre la terre entière s'il le faut, mais je vais m'en sortir et, un jour, je deviendrai « quelqu'un ».

En l'espace de deux mois je trouve un petit boulot de documentaliste dans une association d'éducation populaire. C'est un emploi aidé, un contrat d'insertion accompagné d'un suivi et d'une formation. Mes quelques revenus m'ont permis de prendre une petite chambre en ville. Elle est claire, agréable et je me sens enfin autonome, indépendante, dans une créativité débordante. Un copain me vend une guitare très peu cher. De mes boulots d'animatrice, j'ai gardé des carnets de chansons avec les accords de guitare et je continue mon apprentissage toute seule. J'ai également trouvé une machine à coudre d'occasion et passe mon temps sur les marchés, les brocantes, en quête d'étoffes et de vieux tissus, de soie, de lin, de cuir et de peau… Puis je ramène mon butin chez moi et passe beaucoup de temps à coudre, créer et inventer des vêtements.

Nouvelle épreuve : à l'aube de mes vingt-deux ans, je me fais hospitaliser d'urgence pour une péritonite. Paradoxalement, contrairement à ma précédente opération, je vis celle-ci comme une véritable libération. Comme si ce passage à l'acte dans ma chair me permettait de nettoyer la pourriture amassée depuis tant d'années.

Durant mon hospitalisation, une amie m'offre le livre de Michael Ende *L'Histoire sans fin*. J'ai adoré ce conte fantastique dans lequel la princesse a besoin d'un nouveau nom… Sur mon lit d'hôpital je me souviens soudain de l'histoire que ma mère m'a racontée lorsque j'avais environ quinze ans. La mère de mon arrière-grand-mère était anglaise. Probablement une aristocrate, venue passer quelques jours de vacances sur les côtes bretonnes. Elle y rencontra le marquis breton qui allait devenir son mari, et avec lequel elle aurait de nombreux enfants, dont Jenny, mon arrière-grand-mère. En souvenir de sa grand-mère, ma mère a hérité d'un deuxième prénom aux consonances anglaises : Jenny. La princesse a besoin d'un nouveau nom… Cette princesse, c'est un peu moi. Moi aussi, j'ai besoin d'un nouveau nom. En sortant de l'hôpital, je décide de me faire appeler Mary. Mary, avec un « y » anglais. Un « y » comme de la dentelle que je viens coudre et broder au bord de mon prénom. C'est mon mythe à moi, mon conte de fées. Il vient mettre dans ma vie du beau, du brillant et de la gaieté.

Pierre fait une formation dans l'association où je travaille. La première fois que je le vois, c'est un véritable coup de foudre. Je me sens amoureuse et ne vis plus que pour les pauses-café de dix heures où je peux le retrouver et me noyer dans ses yeux bleu soleil. Avec les filles du secrétariat nous parlons beaucoup de lui. Elles le surnomment « gueule d'amour » et je mène subrepticement ma petite enquête pour savoir s'il a déjà quelqu'un dans sa vie. Plusieurs mois s'écoulent avant qu'une opportunité ne se présente enfin avec Pierre. Il a obtenu son diplôme d'animateur/éducateur et il organise une fête à laquelle je suis invitée. Après une soirée bien arrosée, il me ramène chez moi. Dans sa voiture, la radio diffuse *L'Aigle noir* de Barbara.

« Hum, j'adore cette chanson.

— Ah oui ?

— Oui, de toute façon, j'adore Barbara !

— Ah bon ! »

Il a l'air étonné et ajoute :

« Tu m'offres un thé ? »

Le thé durera sept ans.

Manon,
petit grain de sable

Le 14 février 1991 à quatre heures du matin, je suis réveillée par une violente contraction. « Ça y est, elle arrive ! » Je me lève doucement et vais m'installer dans le canapé du salon. Je suis heureuse et en même temps très angoissée. Ma fille sera là dans quelques heures. Pouvait-on imaginer plus merveilleux présent pour la Saint-Valentin ? Dehors il fait froid. Il a beaucoup neigé ces derniers jours, mais les routes sont dégagées. Il n'y aura pas de problème pour se rendre à la maternité qui se trouve à trente kilomètres de là. Mais avant de partir il faut emmener Julien, mon fils, à la maternelle.

Cela fait désormais six ans que nous vivons ensemble avec Pierre. Notre vie de couple est à l'image de notre rencontre : électrique, passionnée mais orageuse. Notre fils aîné a quatre ans et c'est suite à sa naissance que nous avons emménagé ensemble dans une petite commune de l'Isère. C'est étrange, mon nouveau statut de mère m'apporte une forme de reconnaissance sociale. Je me sens légitime, utile. J'ai une raison d'exister. Mon fils, petit être fragile, a besoin de moi. Je travaille maintenant comme secrétaire à mi-temps dans une association locale. Un emploi aidé, pas très bien payé mais qui m'a permis de rencontrer des gens. D'ailleurs, avec d'autres mamans, nous avons créé une association dont l'objectif est de mettre en relation des parents avec des baby-sitters. C'est à travers ce projet associatif que je rencontre la première personne avec laquelle je me lie d'amitié : Lucile. Elle a dix ans de plus que moi, est mère de quatre enfants et habite une maison à quelques pas de chez nous. Pierre mène une vie professionnelle et sociale débordante. C'est un homme très cultivé. Il m'apporte une ouverture sur le monde, la culture, l'art et la création. Attirés par tout ce qui peut être alternatif, nous voyageons et passons beaucoup de temps dans les musées, les expos ou les fêtes militantes. Très politisé, Pierre se bat contre les injustices de ce monde et pour les causes désespérées. Un homme bien… Mais jaloux, horriblement et excessivement jaloux. Il ne supporte pas le regard des hommes sur moi et, à mon plus grand drame, ces regards sont nombreux. Pierre entre alors dans des colères volcaniques, allant parfois jusqu'à me frapper. J'ai honte de moi. Je l'aime, je souffre, mais ne peux pas le quitter. Nos disputes sont toujours aussi fortes que nos retrouvailles. Pierre souffre énormément de ses crises de violence, mais il me dit ne pas parvenir à se contrôler. Parfois même, après m'avoir frappée, il se cogne violemment la tête contre les murs. Il a imaginé me quitter plusieurs fois déjà, mais il n'y arrive pas. Et moi, je n'en ai pas la force, pas encore…

Les contractions se rapprochent. Elles sont maintenant plus intenses. Il est sept heures du matin. Pierre est venu me rejoindre sur le canapé. Il essaye de me réconforter en m'assurant que tout ira bien. Il me prépare un thé avant d'aller réveiller Julien.

Je rêvais depuis toujours d'avoir une fille. Mais lorsque j'ai appris que j'étais enceinte de Manon, j'ai eu l'impression qu'une bombe explosait dans ma vie. Il y avait la joie d'apprendre que j'attendais une fille bien sûr, mais, la recouvrant, une douleur abominable, subtile et insidieuse. C'était incompréhensible, je me sentais projetée dans un chaos épouvantable, je me retrouvais brisée en mille morceaux. Je ne pouvais pas avoir de fille, je m'en sentais incapable, c'était horrible. Non, non, je ne voulais plus… Mais c'était trop tard, j'étais enceinte de cinq mois. Confier mes angoisses à Pierre m'était impossible, à quiconque d'ailleurs. J'avais seulement besoin de ma mère. Depuis quelque temps, suite à son divorce, elle habitait à Metz avec son amant de vingt ans son cadet. Elle était d'accord pour que je vienne la voir, cependant avant de partir, elle m'avait « briefée » par téléphone : interdiction de l'appeler « maman » car elle avait menti sur son âge. Je devais donc me présenter non pas comme sa fille, mais comme une copine. Malgré le ridicule de la situation, j'avais trop besoin d'elle pour lui dire non. Je passai donc une semaine à ses côtés. Une semaine d'engueulades et d'incompréhension au bout de laquelle, contre toute attente, ma mère me conseilla de me faire avorter ! J'étais rentrée chez moi au bord du désespoir, la peur au ventre.

Aujourd'hui, malgré toutes ces angoisses qui m'habitent, je suis heureuse et impatiente. J'ai envie de faire confiance à la vie et au merveilleux cadeau qu'elle me fait : je vais bientôt connaître ma fille.

À 8 h 20, nous partons tous les trois en direction de l'école. Julien sait que je pars pour la maternité. Il a hâte de venir me voir, nous voir…

Il est 17 h 30. Manon est là, encore plus belle que dans tous mes rêves ! Sa peau douce aux couleurs d'âme et à l'odeur des nuages, ses joues de poupée, ses lèvres qui forment un sourire émerveillé… Je ne veux plus la quitter une seule seconde. À côté d'elle, Julien ressemble à un géant.

Le secret
de la princesse

Fin du congé maternité oblige, je dois reprendre mon travail. Ma fille est inscrite en crèche non loin de mon bureau. La reprise est dure. Manon ne fait pas ses nuits. Elle se réveille deux, trois, quatre fois, et je dois me lever, rester auprès d'elle pour la rendormir. Parfois, Pierre prend le relais, mais son travail à temps plein ne lui permet pas vraiment de passer des nuits blanches. Je suis épuisée. « Manon, jolie perle d'amour, petit grain de sable, si tu savais comme je t'aime… », lui dis-je souvent. J'ai tellement peur de lui faire du mal sans m'en rendre compte. Je me sens si nulle… Je ne sais plus comment l'approcher, la toucher, lui parler. Ses pleurs sont une déchirure.

La naissance de Julien m'avait déjà sérieusement ébranlée. Je m'étais beaucoup interrogée sur mon passé, sur mon enfance. Ma mère avait été mon interlocutrice privilégiée, mais comme d'habitude nous nous étions disputées au point de rester brouillées de longs mois. Seule et livrée à moi-même, je m'étais débrouillée tant bien que mal, en compagnie de ce chaos intérieur. Comme aujourd'hui encore. En ne parlant pas. En gardant le secret.

Je fais désormais des crises de tétanie. Ces crises sont difficiles à cacher, tout le monde est au courant. En revanche, je ne dis rien, même au médecin, de mes vomissements qui n'ont jamais cessé… J'ai tellement honte.

Manon est là et je ne sais plus pourquoi je me sens aussi seule. La présence de ma toute petite fille est une grande joie mais me fragilise aussi beaucoup. Elle réveille mes blessures et une douleur enfouie tout au fond de moi. Les angoisses du passé resurgissent. Je me sens coupable, honteuse et sans valeur. Un après-midi, mon amie Lucile, voyant que quelque chose ne va pas, m'invite à boire un thé. C'est la première fois qu'une personne s'intéresse à moi de cette façon. Elle se montre vraiment attentive et à l'écoute ; elle ne me juge pas. Le thé chaud me fait du bien.

« Tu sais, Lucile, je dois t'avouer quelque chose : je ne me suis pas toujours appelée Mary. Mon vrai prénom, c'est Marie-Odile, mais je ne le supporte plus. Je ne peux pas m'appeler comme ça. Marie-Odile est morte quand j'avais dix ans.

— Mais que s'est-il passé à dix ans ?

— Tu vois, c'est comme si ma vie démarrait avec mon arrivée au château. Avant c'est le trou noir, je n'ai que quelques souvenirs vagues.

— Tu as habité dans un château ?

— Oui ! C'est une longue histoire… »

Ma parole se délie à mesure que les souvenirs affluent…

© Groupe Eyrolles

J'étais très excitée lorsque mes parents nous ont appris la nouvelle. Nous allions déménager loin, très loin, dans le pays des montagnes. Je n'avais jamais vu de montagnes… Bien sûr nous allions devoir laisser notre école, nos copains et tous nos repères. Mais ce n'était pas bien grave, car en échange, mon père serait là tout le temps. Fini les déplacements et les jours interminables à l'attendre derrière la fenêtre. Il serait à la maison chaque soir pour nous câliner et nous raconter des histoires. Je n'en croyais pas mes oreilles et, la tête pleine de rêves, j'écoutais avec délectation la description qu'il nous faisait de notre future demeure : un véritable château de princesse, comme ceux que je voyais dans mes livres d'enfant ! J'avais hâte d'y être et, malgré notre condition très modeste, je ne me posais pas de questions. Nous allions devenir châtelains, cela semblait être une évidence.

Je me souviens parfaitement du jour où nous sommes arrivés. C'était pendant les grandes vacances, en juillet 1972. J'allais bientôt avoir neuf ans et je découvrais ce lieu magique situé à une trentaine de kilomètres d'Annecy. L'entrée principale, une immense porte en bois, se trouvait en bas de la tour du château. Un très large escalier en pierre montait en colimaçon jusqu'au ciel. La première chose que j'ai vue, c'est la rampe en bois. Je me suis empressée de monter quelques marches, j'ai sauté à califourchon dessus et me suis laissée glisser. Mon frère et ma sœur ont fait de même. Quelle sensation ça allait être de glisser jusqu'en bas depuis le deuxième étage ! Interpellés par mes parents qui se trouvaient déjà dans le cœur du château, nous sommes entrés dans un grand hall sombre au bout duquel se trouvait un couloir desservant les autres pièces. Au fur et à mesure que j'avançais, je découvrais l'immensité du lieu.

Les plafonds hauts, les tapisseries anciennes... À mon grand éton-nement, alors qu'il était inhabité depuis plus de cinquante ans, le château était encore tout habillé à l'intérieur de meubles, de tableaux, de tapis, d'étoffes. Je me souviens du sabre et du fleuret accrochés au-dessus de l'âtre de la cheminée du salon, de la table en bois géante qui devait mesurer au moins dix mètres de long, de cette immense bibliothèque avec des centaines de livres... Et puis des deux pianos... On aurait dit une demeure de géants.

Les chambres se trouvaient au premier étage. Et pas n'importe quelles chambres, je n'avais jamais vu cela, même dans mes livres d'enfant ! Mes yeux n'en pouvaient plus de s'écarquiller. Je collais mon corps contre les murs pour sentir leur odeur, je faisais glisser mes mains sur la tapisserie, je m'enroulais dans les rideaux épais qui ornaient la fenêtre, je renversais la tête pour admirer les moulures qui serpentaient autour du lustre en cristal, je m'extasiais devant le miroir en or et les objets en porcelaine, je me juchais sur la pointe des pieds pour toucher l'étoffe recouvrant l'imposant lit à baldaquin qui trônait au milieu de la pièce. Mon frère s'était empressé d'escalader le lit et m'avait tendu la main pour que je vienne le rejoindre. Et puis ce fut le tour de ma sœur que l'on avait hissée tant bien que mal. Tous les trois sur le lit, nous nous étions empressés de fermer les tentures opaques pour nous retrouver, d'un coup de baguette magique, sur un radeau à la dérive en plein cœur de la mer.

En face de la « chambre du roi » se trouvait la « chambre de jeune fille ». Bien plus sobre mais beaucoup plus romantique que la précé-dente, son voile immaculé qui retombait sur les bords du lit m'avait

44

fait rêver... Je voulais dormir dans cette chambre-là. Je m'imaginais être dans l'histoire de La Belle au bois dormant. *En poussant chaque porte, nos regards se croisaient avec mes frères et sœurs. Nous nous attendions à voir le corps d'une belle princesse étendue sur un lit. Le château possédait vingt et une pièces réparties sur trois niveaux, plus une cave remplie de bouteilles de vieux vins et un grenier qui ruisselait de trésors... Le parc était tout aussi extraordinaire. Il y avait un verger, des petits bassins d'eau, des saules pleureurs et des sapins... Une écurie, une orangeraie, un lavoir et des balançoires...*

Pourquoi étions-nous venus vivre là ? Les seules explications que nous avions réussi à obtenir étaient des raisons professionnelles : le rez-de-chaussée serait à terme occupé par des bureaux et nous, nous allions habiter dans les chambres de bonne du deuxième étage. Nous les appelions ainsi parce qu'elles n'avaient rien à voir avec celles de l'étage du dessous. Bien que faits de bois et très hauts, les lits étaient sobres, sans baldaquin. Pas de tapisserie non plus, ni d'armoires sculptées, pas de décors sur les cuvettes et les brocs en porcelaine... Notre camion de déménagement avait débarqué quelques jours après notre arrivée et nos meubles remplacèrent définitivement les lits de bonnes. Nous occupions, les premiers mois, la seule cuisine qui existait au rez-de-chaussée, en attendant que mon père fasse les travaux nécessaires à l'installation d'une cuisine à notre étage. Cet étage-là fut complètement transformé. Une double porte vitrée clôtura l'immense hall d'entrée, transformé en salon/salle à manger, et marqua définitivement l'entrée de notre nouvel appartement. Toutefois, pendant plus d'une année, le reste du château continua à être vêtu de ses atours d'origine.

Mes frères et sœurs et moi-même continuions nos explorations chaque jour : le grenier, la cave, les tunnels et autres cachettes… Chaque jour nous découvrions des merveilles, des secrets et des trésors. Le hall d'entrée du premier étage abritait quatre énormes armoires fermées à clé. Impossible d'ouvrir les portes ! Impossible de trouver les clés ! Cette affaire devenait une véritable énigme à résoudre. Que pouvait-il y avoir à l'intérieur ? Finalement, grâce à l'exploration du grenier, nous avions fini par trouver une série de grosses clés, dont celles qui ouvraient les armoires au contenu énigmatique. Oh ! miracle ! Des dizaines de robes de princesse à cerceaux, des jupons, des chemisiers, des dentelles, des culottes bouffantes, des ombrelles, des châles… Était-ce un rêve ou la réalité ? Il y en avait autant pour les filles que pour les garçons. À nous les parties de déguisement, les balades de princesses dans le parc, mais aussi les disputes, pour savoir à qui reviendrait la plus belle robe…

Les premiers mois au château furent également l'occasion de grandes fêtes. Mon père avait une vie sociale importante. Il lançait régulièrement des invitations. Il avait travaillé quelques années dans le domaine socioculturel et parfois des troupes de théâtre entières arrivaient jusqu'à nous. À ces moments-là, toutes les chambres du château étaient occupées. Nous faisions alors d'immenses feux de bois dans le parc, avec des grillades, des sardines, des pommes de terre dans les cendres, de la musique… Jusqu'à ce que les chauves-souris survolent nos têtes et nous fassent rentrer précipitamment.

Avec l'hiver, la relation entre mes parents commença à se dégrader. Ils se disputaient souvent, pour un oui, pour un non. À cause de nous ou à cause des amis de mon père, ou de ceux de ma mère, qui parfois s'installaient plusieurs jours au château. On recevait toujours beaucoup de gens de passage, mais l'ambiance n'était plus à la fête. L'été suivant, les travaux pour l'installation du chauffage central devaient commencer. Nous allions enfin avoir de l'eau chaude ! Les propriétaires du château avaient annoncé leur prochaine visite et leur besoin de récupérer certaines affaires ainsi que des meubles. Ma mère nous avait demandé de ranger les robes de princesse dans les grandes armoires. Nous les avions prises par effraction et nous devions les remettre à leur place, faire comme si nous ne les avions jamais vues. Après avoir vainement insisté pendant plusieurs jours pour les garder, c'est avec regret que nous les avions rangées. Ma mère pensait que c'était la meilleure stratégie. Et nous lui faisions confiance. En fait, elle était la première concernée, tombée amoureuse d'un magnifique châle brodé, qu'elle mettait depuis plusieurs mois en rêvant de se l'approprier.

Le jour J arriva. Ma mère nous envoya jouer dans le parc pour que nous ne dérangions pas les propriétaires. Mon père était absent. Nous étions déguisés en Indiens, vêtus de vieux morceaux de tissus, de plumes, avec de la peinture sur les joues… Nous avions grimpé aux arbres, planqués à trois mètres du sol, pour espionner le déroulement des événements. Plusieurs voitures étaient alors passées sous nos pieds… Et puis, plus rien. Jusqu'au moment où nous avions vu des hommes sortir de la tour. Les bras chargés d'affaires, ils s'étaient dirigés vers l'endroit où nous faisions nos feux de camp pour allumer un brasier. Très vite nous nous étions aperçus qu'ils déménageaient le grenier et faisaient tout brûler. Les meubles du château étaient reproduits en miniatures. Nous les avions trouvés dans le

47

grenier, c'étaient de vrais jouets de poupée. Les robes aussi, que nous avions pourtant remises à leur place, venaient alimenter le brasier. Nous étions estomaqués. Pourquoi ce carnage ? Et nous alors ? Pendant que les hommes étaient retournés au grenier, nous nous étions approchés du feu pour chaparder mais les hommes aux gros bras avaient réapparu tout à coup pour nous chasser... Tout avait fini par être brûlé, calciné, carbonisé ! La bibliothèque, les livres, les robes de princesse, le châle de ma mère, des vieilles chaises, des vieux meubles... Nous étions abasourdis. Où était passée ma mère ? Écœurés, nous nous étions décidés à rentrer, malgré son ordre de ne pas nous voir traîner dans ses jupes. Ma mère était là, se tenant immobile dans les escaliers de la tour. Blême. À côté d'elle, la propriétaire nous dévisageait : « Ah ! mais vous avez des enfants ? Comme ils sont mignons ! Vous aimez vous déguiser ? C'est dommage, si j'avais su, je n'aurais pas brûlé toutes les robes ! Mais si vous voulez, il reste encore quelques jupons... »

C'est ainsi que nous avions récupéré les jupons et les tabliers de bonne. Alors que nous nous attendions à voir un camion de déménagement, à notre grande surprise les affaires qu'emmenaient les propriétaires tenaient dans le coffre d'une voiture. Les propriétaires n'emmenèrent que le casque et les deux épées qui se trouvaient au-dessus de l'immense cheminée du salon !

En septembre 1973, je fêtais mes dix ans. Je ne comprenais rien à ce cirque. Ma mère avait laissé brûler toutes les robes de princesse. Pourquoi n'avait-elle rien dit ? rien fait ? Cette année-là s'était terminée avec beaucoup de tensions entre mes parents. Je ne comprenais pas grand-chose aux affaires de mon père, sauf qu'il était fréquemment absent, et ce, malgré les bureaux au rez-de-chaussée. Et puis, nous n'avions pas d'argent. C'était incompréhensible et en total décalage avec l'endroit que nous habitions. Un soir, alors que nous étions à table en train de manger une plâtrée de purée, nous avions entendu un chat miauler. Nous nous étions tous précipités à la fenêtre de la cuisine et nous l'avions vu, tout en bas. Ni une ni deux, je m'étais précipitée vers le réfrigérateur pour prendre du lait, mais en ouvrant la porte, je m'étais aperçue que le frigo était complètement vide. Ma mère avait mis tout le lait dans la purée. Nous n'avions même pas de yaourt ni de fromage pour le dessert. Rien, vide. J'étais très frustrée. Pas tant pour le dessert, mais parce que l'on ne pouvait rien donner au chat. Même la casserole de purée était vide !

Ce jour-là j'ai compris que quelque chose n'allait pas. Ma mère avait ouvert un crédit à la petite épicerie du coin, mais n'arrivant pas toujours à le rembourser dans les temps impartis, elle n'osait plus y aller. Elle avait trop honte. Alors, on se dévouait et on partait tous les cinq ensemble – nous avions entre quatre et onze ans –, comme cela l'épicière n'osait rien nous refuser, elle nous disait seulement : « Vous direz bien à votre maman de passer régler ses dettes ! » « Oui, madame », répondions-nous tous en chœur. Alors parfois, elle nous donnait même des bonbons. Lorsque mon père revenait pour le week-end, la première chose que ma mère lui demandait était d'aller régler l'épicière. Mais parfois, il ne le faisait pas. Nous avions apparemment de vrais problèmes d'argent, au point de ne pas pouvoir acheter de vêtements.

Ma mère faisait désormais chambre à part et pleurait souvent. J'avais assisté à des disputes effroyables au cours desquelles mon père la battait. Un jour, il lui avait même déchiré ses vêtements. J'en étais restée tétanisée. Ils en étaient venus aux mains à cause d'un travail que ma mère avait trouvé. Comme mon père ne lui donnait plus d'argent, elle s'était inscrite dans une agence pour l'emploi et depuis quelques semaines elle travaillait comme secrétaire chez un dentiste. Avec sa première paye, elle s'était acheté une superbe salopette noire en velours côtelé. Elle nous l'avait montrée fièrement. Je la trouvais très belle dedans. Mais mon père était intervenu et ils s'étaient mis à hurler. Il l'avait même traitée de putain. Nous nous étions réfugiés dans le coin de la pièce, terrorisés, en pleurs, attendant que leurs cris cessent. Ma mère avait enfin fait mine de partir. Mon père, essayant de la retenir alors qu'elle se débattait, avait déchiré sa belle salopette…

En février, ma mère était partie… Elle avait disparu. Mon père était rentré le soir et, étonné de ne pas la voir, nous avait questionnés. Mais nous ne savions rien. Nous l'avions vue le matin avant de partir à l'école, c'était tout. Elle nous avait dit « À ce soir ! », comme d'habitude. Une semaine plus tard, notre chatte Minette mourut. Elle laissait derrière elle une portée de petits chatons. Nous étions tous en larmes. C'est ce jour-là que mon père nous avait dévoilé que la grand-mère que nous connaissions n'était pas sa vraie mère. Sa vraie mère était décédée alors qu'il était encore tout petit. Nous avions pleuré sur la mort de Minette, sur les petits chatons abandonnés, sur la mort de la mère de mon père, sur la tristesse de mon père, mais nous n'avions absolument pas parlé de notre

50

maman à nous. Pourtant nous étions tristes, nous avions peur... Où était-elle partie ?

Mon père nous avait longtemps fait croire qu'il ne savait pas où elle était. Parfois, en parlant avec mes frères et sœurs, on s'imaginait que notre mère était peut-être morte. Mais de source sûre — les enfants des voisins — nous savions qu'elle n'était pas morte. Ils nous avaient raconté qu'elle appelait régulièrement chez eux pour avoir de nos nouvelles, car lorsqu'elle appelait chez nous, mon père l'empêchait de nous parler. Notre père nous mentait-il ? Pourquoi nous aurait-il empêchés de parler à notre maman ? Pourquoi nous aurait-il trahis ? Bien entendu, je ne m'imaginais pas aller lui poser la question ! Le silence dans lequel nous vivions était insupportable. Parler de ma mère était un sujet tabou et je pensais que montrer ma peur, ma tristesse ou mon désespoir pouvait être vécu comme une trahison par mon père. Le château s'était vidé de tout. Le temps s'était figé. Je me sentais comme suspendue...

Et puis, au bout de quelques semaines, nous avions enfin eu l'ombre d'une explication. Mon père m'avait convoquée dans sa chambre. Il avait quelque chose d'important à me dire : « Ta mère ne reviendra pas ! » Grand soulagement déjà ; au moins elle n'était pas morte. Bizarrement, mon père m'avait confié la mission d'annoncer la nouvelle à mes frères et sœurs. Il m'avait longuement expliqué que j'étais sa grande fille, l'aînée des filles, et combien il comptait sur moi pour l'aider dans les tâches ménagères, la cuisine, l'entretien du linge... Du haut de mes dix ans, je prenais cette mission vraiment très au sérieux. Il fallait absolument que je m'en rende digne. Mon père partait tellement souvent... Il fallait absolument lui donner

© Groupe Eyrolles

de bonnes raisons pour qu'il rentre, pour qu'il ne fasse pas comme ma mère.

Les mois suivants, nous étions souvent restés tout seuls. Le mercredi toute la journée et le soir jusqu'à vingt heures. Mon père rentrait rarement avant cette heure-là. Du coup, il nous fallait revenir seuls de l'école. Nous avions trois kilomètres à parcourir à pied, à travers des petites routes de campagne, mais le plus dur était la traversée du parc du château. Le chemin sinueux n'était pas engageant et serpentait à travers des arbres immenses qui semblaient se pencher pour nous capturer. Et puis, une fois devant la porte d'entrée, nous devions encore monter jusqu'au deuxième étage. C'était épouvantable, je reprenais mon souffle pour monter quatre à quatre les larges escaliers en pierre avec le sentiment qu'une grande main noire me poursuivait et allait m'engloutir dans la pénombre des pièces inhabitées. Une fois arrivés tout en haut, nous fermions la porte à double tour et attendions avec impatience l'arrivée de mon père.

Le week-end était consacré à la lessive. La machine à laver devait être en panne ! Je ne sais pas pourquoi nous n'en avions pas. Je n'avais jamais vu ma mère laver le linge à la main, avant ! Mais nous devions le faire, tremper le linge dans la baignoire et frotter ensuite, sur une grande planche en bois et avec l'aide d'une brosse à linge. Au début, mon père s'y collait et, par la suite, il nous avait demandé de prendre le relais. Quelle corvée !

Une nuit, je m'étais réveillée en sueur. Je venais de faire un cauchemar. L'angoisse m'étreignait encore et je n'arrivais pas à me calmer. Tout le monde dormait à poings fermés. Je m'étais levée pour aller voir mon père dans sa chambre. La lumière filtrait encore sous sa porte. Je frappais tout doucement… Il était assis là dans son lit. Nu. Il dormait toujours nu… « Qu'est-ce que tu veux ? » J'avançais jusqu'au pied de son lit, timidement, en me tripotant les doigts. « J'ai fait un cauchemar, j'ai peur. Je peux dormir avec toi ? » Il me regardait de la tête aux pieds. Je portais ma chemise de nuit blanche avec des points bleus. Elle était longue jusqu'aux chevilles. C'est ma mère qui me l'avait offerte juste avant de disparaître. Elle ressemblait à une robe de princesse, avec de la dentelle sur le col, au bord des manches et tout en bas. Je dormais toujours avec. Je ne la quittais que pour la laver et la remettre tout de suite. Mon père continuait à me regarder, l'air troublé. « Oui, mais ta chemise de nuit est crasseuse, je ne veux pas de toi avec ça sur le dos, va la mettre au sale. » Je la regardais. Je tirais dessus pour mieux voir. Elle n'était pas sale du tout ! Est-ce que j'avais le choix ? J'étais terrorisée. Je ne savais plus pourquoi. À cause du cauchemar ou de ce qui était en train de se passer ? Mon père avait un regard étrange, hypnotisant. Pendant des années je me suis persuadée que ce soir-là il devait être saoul ou peut-être même drogué. Mais comment pouvais-je avoir peur de mon père, de mon papa ? C'était impossible ! Alors sans chercher à comprendre davantage, j'ai enlevé ma chemise de nuit et je l'ai rejoint dans son lit.

Toute la nuit, il a déchiré mes voiles de tendresse, volé mes habits de princesse… Je n'ai rien pu faire, rien pu dire… J'avais dix ans et demi. J'étais en lambeaux.

Je serre les mains autour de ma tasse, n'osant plus regarder Lucile.

Le silence s'installe un quart de seconde. Puis Lucile attrape ma main et prononce ces mots, ceux que j'entends pour la première fois de ma vie : « Tu n'es pas coupable, Mary, tu n'étais qu'une enfant. »

Au pays
de mon enfance

Marie-Odile arriva précipitamment une nuit d'automne à trois heures du matin. Mes parents n'ayant pas de voiture, c'est le directeur de l'institution dans laquelle travaillait mon père qui les avait conduits à la maternité. Ma tête pointait déjà dans la voiture… Ma mère, allongée sur le siège arrière, angoissée, hurlait : « Elle arrive ! » Mon père, assis à côté de son chef, coupable de l'avoir fait lever à cette heure-là, et honteux d'avoir inondé et endommagé le siège arrière de la voiture, tempêtait : « Mais retiens-toi, tais-toi ! »… Mon arrivée faisait déjà éclater les protocoles du savoir-vivre. Était-ce un présage ? Attendue et désirée comme fille, je naissais un an après mon frère. Il y aurait trois autres enfants après moi. Deux filles et un garçon. Cinq enfants en sept ans. Était-ce la fatigue qui avait fait de ma mère une femme froide et distante ?

Mon père quitta son travail pour aller vers d'autres activités. Il se déplaçait souvent. J'ai le souvenir d'avoir passé mon enfance à attendre mon papa. Chaque fin de semaine, il rentrait enfin. Assise derrière la porte, j'attendais des heures durant jusqu'à ce qu'enfin elle s'ouvre. Alors, c'était la fête ! Le temps des jeux, des rires, des balades dans la forêt où nous chantions tous ensemble… C'était le temps des câlins !

Et puis, nous étions arrivés au château, château qui allait devenir le souvenir le plus marquant, le plus merveilleux et le plus terrible de mon enfance.

Quittant le château, nous avions déménagé à Chambéry, dans un appartement qui correspondait enfin à notre statut social : un HLM. Ayant obtenu un droit de visite, ma mère était réapparue, après une année et demie d'absence. Nos retrouvailles avec elle furent aussi froides qu'avec une étrangère. Mais le climat s'était vite réchauffé, une fois révélée sa version des faits. Nos voisins nous avaient bien dit la vérité : c'est mon père qui l'avait empêchée de nous voir pendant tout ce temps. Du haut de mes douze ans, je m'étais sentie vraiment triste : elle avait dû beaucoup souffrir ! Cela dit je m'en étais un peu doutée. J'avais souvent vu mon père se cacher pour parler avec elle au téléphone. J'avais compris qu'il nous mentait et pas seulement à ce sujet-là. Mes frères, mes sœurs et moi avions bien vu qu'il avait des « maîtresses ». Il les ramenait à la maison. Parfois nous les trouvions gentilles mais si l'on demandait à tout hasard, dans l'espoir qu'elles restent : « Tu es l'amoureuse de papa ? », elles disaient être de simples collègues de boulot.

Le plus gros mensonge de mon père avait été proféré à l'intention de l'assistante sociale scolaire. J'avais été convoquée par elle parce que j'étais souvent en retard. De plus, à cette époque, j'avais des poux dans la tête. L'information était parvenue aux oreilles de l'assistante sociale par l'intermédiaire de l'école primaire où étaient scolarisés mon petit frère et ma petite sœur. Ils avaient des poux plein la tête, il fallait donc vérifier les cheveux de toute la famille. Nous avions beaucoup parlé ensemble et je lui avais raconté la vie à la maison. Pas de maman, pas de machine à laver, pas d'argent pour payer l'électricité, ce qui nous valait souvent des coupures, mon grand frère qui nous tapait tout le temps, moi qui devais faire le ménage, préparer les repas et laver le linge à la main… Et papa qui n'était jamais là avant vingt heures le soir. En ayant déjà beaucoup dit, je me suis bien gardée de lui révéler mon secret honteux… Suite à notre conversation, elle avait convoqué mon père. Elle m'avait promis de ne rien répéter de ce que je venais de dire, cependant j'étais horrifiée, terriblement angoissée. Mon père allait me tuer ! Il nous disait toujours qu'il ne fallait rien dire, sans quoi il nous enverrait tous à la DDASS et nous serions séparés, peut-être au point de ne plus nous revoir, jamais.

Bien entendu, quand mon père était rentré le soir de cette fameuse discussion, il avait bien fallu que je lui remette mon carnet de correspondance.

« Et pourquoi veut-elle me voir, cette assistante sociale ? » m'avait-il demandé.

J'étais tétanisée.

« Eh bien elle m'a convoquée et elle m'a posé plein de questions…

— Quelles questions ? Que lui as-tu dit ? »

Le ton commençait à monter, alors je m'étais jetée à l'eau, j'avais dit la vérité. Mon père était parti dans une rage folle :

« Quoi, mais tu veux envoyer tout le monde à la DDASS ? En plus tout cela est complètement faux ! »

Résultat des courses, j'avais dû aller me coucher sans manger. J'étais en larmes, je me sentais trahie, bafouée. Je passai la soirée à ruminer. Comment ça, j'avais raconté n'importe quoi ? Je ne m'occupais pas de mes frères et sœurs, je ne faisais pas à manger, je ne lavais pas le linge, peut-être ? Parfois il y avait de quoi devenir dingue. Mon père niait des choses que tout le monde voyait et entendait… Mais c'était lui le chef. Et il nous imposait le silence. Quelques jours plus tard, il était revenu glorieux de son rendez-vous avec l'assistante sociale. Il avait réussi à se faire plaindre. Bien entendu, il fallait soigner nos poux et l'assistante sociale s'était engagée à nous trouver une machine à laver le linge. Dans l'histoire, j'étais donc passée pour une menteuse et une vilaine fille !

* * *

J'adorais les week-ends passés avec ma mère. Je les attendais avec impatience, mais je les appréhendais aussi car ils étaient souvent l'occasion de violentes disputes entre mes parents, disputes qui viraient parfois aux coups. Mon père passait beaucoup de temps à nous expliquer à quel point notre mère était une mère indigne. La preuve, elle n'était même pas capable de laver notre linge. N'ayant toujours pas de machine à laver, mon père avait pris le parti de nous faire laver notre lessive de la semaine le dimanche soir après notre week-end avec maman. À peine avions-nous enlevé nos vestes qu'il nous envoyait dans la salle de bains. Et interdit de manger tant que tout n'était pas fini ! Ma mère non plus n'avait pas de machine à laver, mais au bout de quelques mois, elle avait fini par craquer. Mon père lui préparait le linge sale dans de grands sacs-poubelle et, plutôt que d'aller nous promener avec elle, nous passions la journée du dimanche à la laverie automatique. Une corvée et un sujet de dispute en moins… Mais de toute façon, quand ce n'était pas le linge, c'était notre chambre qui n'allait pas ! Si, selon son humeur, mon père estimait que la chambre n'était pas bien rangée, il fichait tout en l'air : les draps des lits, les vêtements dans les placards, les affaires scolaires se retrouvaient pêle-mêle au milieu de la pièce. Bien sûr, il nous fallait tout ranger avant de nous coucher. Peu importe que la tâche dure jusqu'à minuit et qu'il y ait école le lendemain matin.

Peut-être faisait-il tout pour qu'on lui dise : « Tu as raison, papa, on ne veut plus aller chez maman. » Mais cela n'est jamais arrivé. Je rêvais d'aller vivre avec ma mère. Seulement, je ne voulais pas faire de peine à mon père, alors je gardais mes rêves pour moi et ne disais rien à personne.

Nicole était la nouvelle compagne de mon père. Nous l'avions connue au château, où elle venait nous garder de temps en temps. Ma mère l'avait recrutée à l'époque où elle travaillait chez le dentiste. Et puis, pendant l'été qui avait suivi son départ, mon père avait demandé à Nicole de s'installer chez nous. Officiellement, elle était là pour s'occuper de nous et aider mon père dans ses affaires administratives. On se doutait bien qu'il se passait quelque chose entre eux, mais ils s'en défendaient ardemment. C'est seulement après notre déménagement qu'ils avaient officialisé leur liaison.

Nicole venait de temps à autre à la maison. Contrairement à ma sœur cadette, je n'avais aucune complicité particulière avec elle. J'avais même l'impression qu'elle ne m'aimait pas, ce qui créait beaucoup de jalousie entre ma sœur et moi. Nos relations entre frères et sœurs étaient très étranges. À l'extérieur, que ce soit à l'école ou dans la rue, quand on jouait avec les copains, nous étions très solidaires, soudés. Mais à la maison, nous nous faisions la guerre en permanence. Mon plus jeune frère, le dernier de la fratrie, était devenu mutique depuis le départ de ma mère. Il avait arrêté de grandir et faisait régulièrement des crises incroyables que seule ma sœur cadette parvenait à calmer. Mon frère aîné devenait de plus en plus violent avec nous. À quinze ans, il nous dominait tous. On aurait dit qu'il adorait nous torturer et prenait un malin plaisir à nous claquer un torchon de cuisine à la figure, à remettre « le bordel » alors que je venais de finir le ménage, à nous bloquer dans les toilettes… Voire à nous taper dessus ! Mais dehors, gare à ceux qui nous embêtaient : notre grand frère était toujours là pour nous défendre.

Avec mes quatorze ans arriva le temps des fugues. Je commençai à sécher les cours, à fréquenter les cafés. Je découvris la cigarette, le shit… Et l'eau écarlate, facilement accessible dans les grandes surfaces. Ce n'était pas cher et l'effet était assuré. Quelques gouttes sur un mouchoir que je me collais sur le nez et voilà que je partais dans des éclats de rire interminables.

L'assistante sociale m'avait emmenée en vacances d'été avec elle. Finalement, elle devait bien m'aimer ?! Au collège, nous parlions souvent, elle et moi. Elle avait un fils de mon âge trisomique et avait proposé de m'emmener dans sa maison de famille. Je serais une compagnie pour son fils, je pourrais l'aider dans les tâches quotidiennes et elle me promettait de me donner en échange de l'argent de poche. Puisque j'étais partante, mon père avait accepté l'invitation et c'est comme cela que j'avais passé un mois et demi en Normandie. Une grande bouffée d'air frais, ces vacances. Le vent, le soleil, la mer… J'en avais profité pour me cultiver. J'avais découvert et lu les livres de Pagnol. J'avais appris à jouer au tennis et au piano. Je savais faire cuire les crabes et les araignées de mer, mais je ne les mangeais pas : je n'arrivais même pas à les toucher ! Je maîtrisais maintenant la recette du flan aux œufs… et j'adorais ça !

À mon retour, je découvris notre nouveau logement. Mon père avait emménagé dans une autre cité HLM pendant mon absence et Nicole s'installait avec nous. En plus d'être la copine de mon père, Nicole était toujours sa collaboratrice sur le plan professionnel. Ils faisaient donc les trajets ensemble et rentraient tous les deux très tard le soir. Même si je ne m'entendais pas vraiment avec elle, je pensais que sa présence allégerait mes tâches quotidiennes. Malheureusement, elle s'était avérée être une parfaite marâtre et, en plus des crises de mon père, nous devions supporter et prendre en charge les siennes. Un grand point positif tout de même : Nicole avait amené son lave-linge. Fini les lessives à la main avec la planche et la brosse !

✳ ✳ ✳

À la fin de l'année scolaire, je redoublai ma troisième, comme prévu. J'avais fait ce choix car je voulais devenir prof de gym et mes résultats ne me permettaient pas d'aller dans la filière recommandée. Depuis quelques années je m'étais investie dans le sport et notamment en gymnastique sportive. Mon rêve était de faire le CREPS[1]. Grâce à ce redoublement, j'avais fait la connaissance de Valérie qui allait très vite devenir ma meilleure amie. J'avais quinze ans et des boutons plein la figure. Introvertie, d'une timidité exacerbée, je riais la bouche fermée, les deux mains devant le visage et je marchais les épaules courbées et les yeux rivés au sol… Mais cela ne m'empêchait pas de faire les quatre cents coups avec Valérie. On séchait les cours, on faisait du stop pour aller à Annecy voir ma mère et son petit copain, qui habitaient là-bas. On volait dans les magasins pour porter les fringues et les foulards à la mode, on buvait, on fumait, on se droguait… Malgré tout cela, j'en avais fini avec le collège et une moyenne tout à fait

----

1. Centre régional d'éducation physique et sportive.

acceptable me permit de faire ma rentrée au lycée dans la filière que j'avais choisie.

Quelques mois après cette grande rentrée, un nouveau petit frère arrivait à la maison. Pourquoi avoir cru que cela allait être génial ? Nicole restait désormais chez nous à temps complet. C'était l'enfer. Je fuguais chez ma mère de plus en plus souvent. Un jour où j'avais séché les cours pour passer la journée avec elle, je lui parlais comme d'habitude de mes calvaires quotidiens. Alors que ma mère m'écoutait religieusement, une petite phrase m'échappa :

« Et encore, tu ne sais pas tout ! »

Je devais avoir un air bizarre en disant cela car elle avait insisté :

« Comment ça ? Que veux-tu dire ?

J'étais devenue blanche comme un cadavre.

« Ou tu en as trop dit, ou pas assez ! »

Paralysée par l'angoisse, la mâchoire bloquée, j'avais tout de même réussi à évoquer des bribes de cette nuit passée avec mon père, à lâcher quelques mots. Ma mère avait alors commencé à me raconter ce qu'elle avait subi de son propre père lorsqu'elle était enfant et adolescente, mais aussi ce que sa mère avait subi lorsqu'elle était enfant dans sa famille d'accueil… Elle avait parlé longtemps, d'une voix neutre, comme si elle racontait une histoire banale. Devais-je me sentir rassurée ? Me croyait-elle ? Est-ce que c'était grave ou pas ? Elle n'avait rien dit, rien fait. Finalement cela devait être normal...

Ma scolarité au lycée démarra très mal. J'avais dû être réorientée en fin de seconde vers une première économique et sociale et mon projet sportif s'écroulait. Tout du moins, il devenait très compliqué de le mener à bien. Mon père n'avait pas hésité à me briser un peu plus en me hurlant dessus deux heures durant, me traitant de nulle et de bonne à rien. Il ne se rendait pas compte que j'étais la première désespérée de cet échec. Progressivement je développais des maux de dos épouvantables jusqu'au moment où une sciatique fut diagnostiquée. Je dus arrêter la pratique du sport, puis les entraînements que je dispensais à un groupe de petits.

✳ ✳ ✳

Un soir de décembre je rentrais comme d'habitude à l'appartement après mes cours. Je m'apprêtais à poser la main sur la poignée de la porte lorsque celle-ci s'ouvrit brutalement. Nicole se trouvait sur le seuil. Surprise, je sursautai. Elle avait l'air très en colère. C'était justement moi qu'elle attendait. J'avais soi-disant fouillé dans sa chambre et lui avais volé du maquillage ! La chambre de Nicole, qui était également celle de mon père, était toujours fermée à clé. Nous avions l'interdiction absolue d'y entrer. C'était une pièce qui détonnait dans le reste de la maison, avec son immense lit en bois recouvert de broderies – comme ceux du château –, ses tapis de laine blanche, ses coussins, ses poupées, sa coiffeuse en marbre, ses voiles aux fenêtres… Une véritable chambre de princesse ! Cette pièce était si délicate et parfumée que Nicole imposait à mon père d'aller dormir dans la chambre de mon frère aîné. En effet, ce dernier était absent depuis plusieurs mois car il faisait ses études à Annecy et vivait chez ma mère. Sa chambre restait donc la plupart du temps inhabitée. Quelle étrangeté, quelle incompréhension ! Comment mon père pouvait-il supporter ce caprice ? La sœur de Nicole travaillait dans une parfumerie, ainsi sa chambre était remplie d'échantillons de parfums et de maquillage. Il m'arrivait parfois d'entrer en cachette dans cette chambre, pour le simple plaisir de regarder, de sentir et de toucher. Mais jamais il ne me serait venu à l'idée de voler quelque chose…

Et pourtant, Nicole s'époumonait à présent, m'accusant, me traitant de menteuse et de voleuse. Je prenais une véritable douche froide. J'essayai de garder mon sang-froid et de me justifier posément, mais visiblement elle ne me croyait pas. J'étais la pire des gamines, égoïste, mesquine. Pendant que Nicole vociférait, je fonçai dans ma chambre pour préparer quelques affaires… C'était décidé, la coupe était pleine, je partais chez ma mère ! Nicole me suivit, hystérique :

« Comment ça, tu pars chez ta mère ? Mais elle ne veut pas de toi, ta mère !

— Je m'en fous !

— Après tout ce qu'elle t'a fait ? Elle vous a abandonnés. Alors que ton père, lui, s'est sacrifié pour vous. Pourquoi tu veux partir chez elle ? Pourquoi ?

— Ma mère ne m'a rien fait du tout, alors que mon père… »

J'étais dans le couloir et me dirigeais vers la porte d'entrée, prête à partir. Mon petit frère et ma petite sœur assistaient, silencieux, à la scène. Je sentis la violence monter en moi… Je me mis à crier plus fort que Nicole :

« Mon père, il m'a fait bien pire… Oui, bien pire !

— Ah oui ? Et qu'est-ce qu'il t'a fait, ton père ? »

J'avais regardé une dernière fois mon frère et ma sœur, puis Nicole qui se tenait contre le mur et, décidée, j'avais hurlé :

« Il m'a violée !

— Quoi ? »

Nicole, collée au mur, frisait la crise d'apoplexie.

Les battements de mon cœur emplissaient le silence. Me jetant sur la poignée de la porte, je l'ouvris à la volée. Je me retrouvai nez à nez avec mon père. Jamais il n'était rentré si tôt. Prise de court, je l'attrapai par le bras et l'entraînai dans les escaliers :

« Viens, dépêche-toi, je vais t'expliquer.

— Mais enfin, qu'est-ce que tu me racontes… Mais qu'est-ce qui se passe ? »

J'essayais de parler vite, j'entendais Nicole qui, s'époumonant derrière, se rapprochait rapidement. Elle débôula finalement dans la cave en criant :

« Tu as violé ta fille ? »

Mon père tenta alors de m'empoigner. Je le repoussai violemment contre le mur et déguerpis à toute vitesse en direction de la rue. Pendant plusieurs minutes je le crus derrière moi… Mais quand enfin je m'étais retournée, il n'y avait personne. Il n'avait même pas essayé de me rattraper !

Le lendemain, après avoir passé la nuit chez mon amie Valérie, j'avais débarqué chez ma mère à Annecy. Elle avait eu longuement mon père au téléphone. Il avait fait le naïf au bout du fil, contestant tout, le plus simplement du monde, en homme honorable qui s'était sacrifié pour ses enfants. Je n'étais qu'une menteuse ! Il ne comprenait rien à mon comportement, ni à mes propos. Il était sonné, abasourdi… Voilà ce que ma mère m'avait rapporté de leur conversation. Je me sentais trahie, poignardée, violée une nouvelle fois. Comment pouvait-il me traiter de menteuse, moi qui m'étais sacrifiée pour lui ? Les mots se bousculaient dans ma tête. Tout ce qu'il avait su dire est que j'avais traumatisé mes frères et sœurs, que je ne savais plus quoi inventer pour me faire remarquer. Pour la première fois de ma vie, j'éprouvais la gravité de cet acte. Ce qui s'était passé semblait tellement grave que ça ne pouvait pas exister ! Je n'avais même pas eu le temps d'être une victime que l'on me mettait déjà au rang des accusés. Toute la famille était contre moi. Je ne me sentais crédible qu'aux yeux de ma mère. Mais sans le vouloir, sans le savoir, je réveillais chez elle un passé douloureux qu'elle n'avait de cesse de me raconter. Elle était aveuglée par sa propre histoire, qui lui sautait à la mémoire comme un diable de sa boîte, et je devenais invisible. Mon histoire était insignifiante.

Le diable
à l'intérieur

Mon mal-être devient insupportable et mes émotions ingérables. Je me confie dorénavant à Lucile, mais je me rends compte que ce n'est pas suffisant. Ma vie m'échappe, je ne la comprends pas. Alors, j'appelle ma mère et la harcèle de questions à propos de ma naissance et de mes premières années.

Elle finit par m'avouer qu'elle s'est sentie rejetée par moi dès les premiers mois qui ont suivi ma naissance. Comme je vomissais, tout d'abord son lait, puis la nourriture qu'elle me donnait, elle en avait conclu que je ne l'aimais pas. « Je pleurais tout le temps », m'explique-t-elle. Fatiguée, enceinte encore une fois, elle ne supportait pas mes cris. Alors, elle me secouait et hurlait pour me faire taire, jusqu'au jour où mon père m'avait arrachée de ses bras en l'invectivant : « Mais tue-la pendant que tu y es ! » C'est ainsi que vers dix mois, à la naissance de ma sœur, j'étais partie en pension pendant un mois chez une tante.

Ahurie par ces révélations, je me rappelle soudain les spasmes du sanglot que je faisais enfant, comment je m'évanouissais toute seule dans mon coin, car personne ne répondait à mes cris et mes pleurs. Aujourd'hui, je ne m'évanouis plus ou presque : je vomis et je fais des crises de tétanie ! Je remercie ma mère de son honnêteté, mais j'ai du mal à comprendre comment elle fait pour me raconter toutes ces choses.

Je me sens tellement mal... J'ai parfois l'impression d'être habitée par quelqu'un d'autre, d'être envoûtée. C'est peut-être le diable à l'intérieur de moi... Ou alors je deviens complètement folle. Après en avoir discuté avec Lucile, je décide d'aller voir un « psy ».

✱ ✱ ✱

Manon a onze mois et commence progressivement à faire ses nuits. Mais j'apprends une nouvelle qui me désespère : l'association dans laquelle je travaille déménage ses locaux à quatre-vingts kilomètres de là et je suis dans l'impossibilité de suivre. C'est trop loin ! Je me retrouve donc au chômage.

J'ai besoin d'avoir une vie professionnelle. Je me sens tellement cassée à l'intérieur que si je n'ai plus d'utilité sociale et de lien avec le monde extérieur, je risque de m'effondrer, peut-être même de disparaître. Travailler me permet de tenir debout. Alors, je ne reste pas sans rien faire. Depuis plusieurs mois, j'ai découvert les réseaux d'échanges réciproques de savoir (RERS). Un réseau s'est créé sur ma commune et je me suis impliquée avec beaucoup d'enthousiasme en offrant, entre autres, mon savoir-faire de couturière et en espérant trouver quelqu'un qui m'apprenne la guitare. Parallèlement, je continue d'exercer mes fonctions de présidente de l'association de baby-sitting.

Et puis, il y a la « psy ». Je la vois depuis plusieurs mois déjà, mais je suis déçue. Rien ne change, rien n'évolue. Pourtant je ne triche pas. Je lui raconte tout. La violence de mon enfance, la violence de mon quotidien, mes crises d'angoisse et même mes vomissements… Mais j'ai l'impression que tout glisse sur elle. Je me perds dans ses analyses très intellectuelles auxquelles je ne comprends rien. C'est ça, un psy ? C'est ça, une psychothérapie ? Alors, pour ne pas perdre mon temps à lui parler de mon passé qui de toute façon m'emmerde, je lui parle de mes projets. J'ai envie de repartir en formation. J'en ai marre du secrétariat, de la comptabilité. J'ai envie d'aller sur le terrain, de devenir travailleur social.

∗ ∗ ∗

Par une belle soirée de printemps, nous sommes invités, Pierre et moi, chez des amis qui donnent une petite fête chez eux. Fatigué par sa journée de travail, Pierre refuse d'y aller. Notre relation, toujours aussi passionnelle, est devenue de plus en plus destructrice. Pour une fois, je décide de sortir seule. Je me fous de sa réaction. Enfin, pas tant que cela. Toute la soirée j'angoisse. Je me confie à une amie. Je bois un peu trop et l'ivresse me donne envie de partir au bord de la mer…

Je ne veux pas rentrer, je ne veux plus rentrer.

Il est minuit passé et mes bouts de chou ont de toute façon besoin de moi, alors je rentre.

Comme à mon habitude, je gare la voiture devant la porte d'entrée et j'éteins le contact. Pierre surgit alors devant moi, en furie. Il ouvre la portière de la voiture, m'empoigne par les cheveux et me traîne dans la maison. Je me mets à crier. Il me frappe au visage, me cogne la tête contre le mur.

Manon s'est réveillée. J'essaye de rejoindre sa chambre, mais Pierre m'en empêche. Manon pleure et tout ce vacarme va certainement réveiller Julien. Parvenant à me libérer, je cours dans la chambre de ma fille pour la prendre dans mes bras, convaincue que Pierre arrêtera devant Manon. Mais non, il me suit et me frappe encore, dans le dos, sur les jambes… Je suis abasourdie : comment ose-t-il me cogner alors que j'ai Manon dans les bras ? Je me recroqueville par terre en protégeant mon bébé, qui hurle toujours. Pierre finit par sortir. Je reste là, au sol, sanglotant pendant de longues minutes… Des heures peut-être, je n'ai plus la notion du temps. Manon s'est enfin rendormie et je vais dans la salle de bains pour constater les dégâts. J'ai la lèvre en sang, l'œil au beurre noir et des bleus sur le visage.

Dès le lendemain, j'appelle Lucile pour tout lui raconter. « Fais un constat chez le médecin, Mary. Peut-être que tu ne t'en serviras jamais, mais fais-le. Tu ne peux plus laisser faire ça ! » Je sais qu'elle a raison. Pierre est allé beaucoup trop loin. Jusqu'à présent, les coups qu'il me portait laissaient des bleus à l'âme ou des bleus sur le corps invisibles aux yeux des autres… Cette fois je suis défigurée. Je ne peux rien cacher, ni à moi ni au monde. J'ai peur, j'ai honte, mais je vais chez le médecin. Étrangement, cette démarche a pour effet de me projeter dans le réel : je suis une femme battue ! Je ne peux plus laisser faire ça, il faudrait que je le quitte, mais je n'y arrive pas.

En juillet, je décide de partir quelques jours chez ma mère. Désormais, elle habite à Toulouse, dans un tout petit appartement. J'emmène Julien et Manon, qui sont ravis d'aller voir leur grand-mère. Ma mère aussi a été frappée par son mari, par mon père. Désespérée de me voir si malheureuse, elle me soutient : elle aussi pense que cette relation doit cesser. Elle essaye de me faire comprendre des choses à demi-mot, mais voyant que je ne comprends rien ou plutôt que je ne veux rien comprendre, elle finit par lâcher : « Ta sœur n'arrête pas de te dire que Pierre te trompe et tu ne veux pas la croire. Pourquoi penses-tu qu'elle insiste tant ? » Mon cœur s'emballe, je sens ce qu'elle va me dire. D'ailleurs, je ne lui laisse pas le temps de parler : « Pierre me trompe avec elle. » Le monde s'écroule. Cela fait des années que Pierre me trompe. Seulement là, je ne peux pas fermer les yeux : c'est de ma sœur qu'il s'agit. Trahison ! Ultime trahison ! Inceste de deuxième type ! Je lui aurais pardonné toutes les femmes de la terre, mais pas celle-là.

Branle-bas de combat : je téléphone à Pierre, qui rapplique à Toulouse en pleine nuit. Nous avons une longue discussion puis viennent les pleurs… Pierre essaye de recoller les pots cassés, mais c'est le monde qui me tombe une nouvelle fois sur la tête. Comme seule explication, il me dit: « Ce n'est pas ta sœur que j'ai vue en elle, c'est la femme ! » Cette phrase m'électrocute. Je l'imagine soudain, dix ans plus tard, me dire : « Ce n'est pas ma fille que j'ai vue, c'est une femme ! » Je suis en état de choc. Il ne me donne plus le choix. À bientôt vingt-neuf ans, je le quitte. Je l'aime toujours, je me sens déchirée.

Notre séparation avec Pierre est à la hauteur de notre amour : dévastatrice. Tout est prétexte à la dispute. Le partage des meubles, la voiture, les objets que nous avons ramenés de voyage, les photos... Cependant, il me verse une pension alimentaire et continue à voir Julien et Manon. J'avais tellement peur qu'il les délaisse, comme j'avais été moi-même délaissée, enfant.

✳ ✳ ✳

Je ne suis pas admise dans la formation que je souhaitais en économie sociale et familiale. J'ai passé mon concours d'entrée quelques mois plus tôt mais je suis trentième sur la liste d'attente, sans aucune chance d'être prise. Quelle déception ! Que faire ? Je n'arrive plus à me projeter dans l'avenir, je me sens tirée en arrière, happée dans un trou noir qui va m'engloutir, m'anéantir…

Je mets toute mon énergie à chercher un nouveau logement et en trouve un rapidement, à cinq cents mètres de là. Quelle chance, je n'ai pas besoin de camion de déménagement ni de dédit puisqu'il s'agit du même office d'HLM et que le nouvel appartement est disponible tout de suite. Plusieurs amis viennent m'aider à transbahuter mes affaires. Mes amis ou du moins ce qu'il en reste, car dans la séparation il a aussi fallu faire le partage des amis ! Ce déménagement, à la période de mon anniversaire, est l'occasion d'une belle fête. Je me sens bien dans ce nouveau chez-moi. Julien et Manon ont chacun leur chambre. J'ai également la mienne, un grand salon, une cuisine et une entrée aussi grande qu'une pièce.

© Groupe Eyrolles

Après neuf mois de chômage et un stage payé par l'ANPE, je trouve un emploi de secrétaire comptable à temps plein, dans un centre social proche de chez moi. Ce travail plutôt inattendu m'offre une véritable ascension sociale. Tout d'abord parce que je suis plutôt bien payée, mais surtout parce que j'accède à de nouvelles responsabilités. Je suis non seulement nommée secrétaire de direction, mais également responsable du pôle administratif, qui regroupe trois personnes. Cette promotion me permet de relever la tête. Finalement, je suis tout de même capable de quelque chose !

Dans la foulée, je contacte un nouveau thérapeute. Pensant qu'un homme serait la solution miracle, je trouve un psychiatre-psychanalyste, dont le statut me permettra d'être remboursée une séance sur deux. Très enthousiaste, j'espère qu'enfin, avec lui, les choses vont avancer.

Parallèlement à mon nouveau travail, je suis toujours engagée dans des actions bénévoles. Le centre social dans lequel je bosse me donne l'occasion de m'impliquer dans le conseil d'administration d'une radio locale.

∗ ∗ ∗

Les mois passent. Si socialement les choses évoluent de façon positive, ma vie intime et privée est plutôt une catastrophe. Je me sens de plus en plus zombie, habitée par je ne sais quel monstre qui tente de déchirer mes entrailles pour sortir de moi… Alors, pour endormir la bête, j'ai toujours une bouteille de bourbon à la maison et de quoi me rouler un pétard. Je cherche désespérément à m'anesthésier pour ne plus rien sentir, pour ne plus souffrir dans ce corps qui semble ne plus m'appartenir.

Ma vie sociale n'est plus suffisante pour me combler. Je reste debout pour mes enfants. Ils sont ma rage de vivre, mon moteur, ma force pour me battre. C'est pour eux que je me lève le matin… Je ne veux pas leur offrir la mère que j'ai eue. Je n'ai pas le droit de les abandonner, ni de mourir, ni de me laisser aller. Avec eux, je suis comme une panthère, toujours sur le qui-vive, à la fois câline et féroce, prête à attaquer celui qui approchera de trop près ma portée. Le problème, c'est que je ne sais pas contre quoi me battre. Ou tout du moins je le sais sans le savoir. C'est confus, c'est flou… et souvent je me sens comme cela, floue, irréelle, pareille à un rêve. Je vis ma vie comme si ce n'était pas la mienne avec l'idée qu'« un jour quand je serai grande », je rencontrerai mon sauveur, « mon prince charmant ».

Depuis plusieurs mois je consulte ce nouveau « psy ». Mais c'est trop dur ! Toute ma vie je me suis trouvée face au silence et à l'indicible. Une fois encore, je m'y confronte. Mon thérapeute et moi sommes assis à quatre mètres au moins l'un de l'autre. Il ne parle jamais, ne répond pas à mes questions. Il reste muet et me rend muette. Ces séances deviennent une véritable torture. Je passe le temps en lui parlant d'araignées. J'ai peur des araignées. Je ne peux pas les voir, ni les toucher, même en photo. Mais celles-là, elles m'emmêlent, me ficellent, me ligotent le cerveau et je ne peux plus penser, plus

76

parler, je reste figée, les yeux dans le vide, et l'autre con en face de moi ne me répond toujours pas.

Un jour, je sors de son cabinet dans une colère noire. Avant de partir, j'ai repris un rendez-vous mais c'est terminé. Je ne le préviendrai même pas, il n'aura qu'à aller se faire voir !

J'en ai marre, plus que marre. Et tout cela pour quoi ? Et si j'avais rêvé ? Et si j'étais complètement cinglée ? Le doute me transperce. Ce doute terrible, avec ses grandes oreilles et ses dents crochues, qui me harcèle chaque seconde de ma vie depuis tant d'années où, traitée de menteuse, j'ai fini par le croire. J'ai ravalé mes paroles, j'ai dit à tout le monde que cette histoire avec mon père n'est qu'une invention, sauf à ma mère qui me croit.

Vingt ans ont passé depuis le château. Vingt ans de silence. Vingt ans de « comme si de rien n'était ». À l'occasion des fêtes familiales, lorsqu'on se retrouve tous ensemble, personne ne parle jamais de rien. Si, de ma mère bien sûr, notre bouc émissaire, notre sujet préféré de dispute. Ou de Nicole… Cela nous évite certainement de parler de mon père. Pendant notre enfance combien de mes frères et sœurs ont-ils été violés, bafoués, trahis ? Peut-être suis-je la seule, je n'en sais rien. Comment en parler ? Avec quels mots ? Je n'ai même pas les mots !

Je me sens coupable, tout cela est ma faute. C'est moi qui suis allée dans la chambre de mon père, c'est moi qui ai enlevé ma chemise de nuit… C'est moi, encore, qui l'ai laissé faire.

Je ressasse la même scène, encore et encore. Elle passe en boucle dans ma tête, elle ne me quitte pas. Est-ce possible d'avoir rêvé ce moment ? Les images qui me hantent vont me rendre folle. « Je suis une menteuse ! Non, je ne suis pas folle ! Oui, je suis coupable ! Mais non, j'ai rêvé, c'est un fantasme de petite fille ! »

J'ai trente ans et j'avance dans la vie comme une équilibriste sur un fil tendu. La moindre relâche, la moindre inattention et je me sens sombrer dans la folie ou la mort… Je suis lasse et fatiguée.

La galère continue

De nouveau en rupture conjugale, ma mère est en dépression. Nous vivons une relation très fusionnelle, toutes les deux, au point que souvent je ne sais plus laquelle des deux est la mère de l'autre. Nous passons des soirées entières au téléphone, riant et pleurant, parfois aussi ivres l'une que l'autre. J'ai tellement besoin de comprendre, tellement besoin qu'elle me raconte inlassablement mon enfance, mon histoire. Et puis la sienne aussi… J'ai besoin de me relier à elle, besoin que mes enfants se relient à elle.

Nos discussions m'ont déjà permis d'éclaircir le mystère du château. C'est mon père, avec sa folie des grandeurs, qui avait trouvé ce château laissé à l'abandon. Lors de ses nombreux déplacements, il s'était arrêté devant le portail, dans un petit coin d'herbe ombragé, pour se reposer un peu. Il avait aperçu un paysan sur son tracteur et l'avait questionné sur le lieu. Était-il habité ? À qui appartenait-il ? C'est ainsi qu'il avait appris le nom des propriétaires. Nous avions seulement payé le loyer correspondant au deuxième étage et tout le reste était loué par la société de mon père, en tant que local professionnel.

À l'époque du château, mes parents avaient très rapidement fait chambre à part. Mon père avait des maîtresses, et ma mère, des amants. « C'est ton père qui m'a trompée le premier ! » s'était-elle empressée de me dire. Quand nous pensions qu'il était en déplacement pour son travail, mon père vivait tout simplement avec sa maîtresse, à quelques kilomètres de là, et ne rentrait le week-end que pour nous voir. C'est pendant cette période qu'il avait arrêté de donner de l'argent à ma mère. Une sorte de chantage, sa façon à lui de la coincer à la maison. D'ailleurs, le jour où elle était partie, sans le sou, elle avait fait du stop. Et si mon père était rentré ce soir-là, c'est parce qu'il avait été prévenu par les voisins, eux-mêmes avertis par ma mère.

Autre éclaircissement très important auquel j'ai eu droit : la jalousie que ma mère éprouvait à mon égard lorsqu'elle vivait avec son deuxième mari. Parfaitement au courant de ce qui s'était passé avec mon père et très soucieux de ma personne, son mari avait décidé que mon dépucelage devait se faire tout en douceur et qu'il était l'homme de la situation. À l'époque où j'étais arrivée chez ma mère, elle était en instance de divorce avec lui. Voyant que j'avais des relations de plus en plus amicales avec son mari, elle était intimement convaincue qu'il était parvenu à ses fins avec moi. « J'ai même failli porter plainte pour détournement de mineur », m'avoua-t-elle. « Mais il ne s'est jamais rien passé avec lui, maman », répliquai-je en précisant que je m'étais malgré tout sentie harcelée par lui pendant des années. Enfin, tout cela n'expliquait pas pourquoi elle s'en était prise à moi et comment elle avait fait pour se remettre avec lui… Tant pis !

Un jour, lors d'une de nos conversations, je lui propose :

« Maman, pourquoi ne viendrais-tu pas vivre près de moi ?

— Je vivrais où et avec quoi ? Je n'ai pas un sou !

— Dans la radio locale où je suis trésorière, ils cherchent une secrétaire comptable en "emploi aidé". Postule, on ne sait jamais !

— Pourquoi pas, qui ne tente rien n'a rien ! »

Après avoir postulé et grâce à un petit coup de pouce de ma part, ma mère est embauchée. Je suis vraiment contente. Toute ma vie, je me suis sentie rejetée par elle et voilà qu'elle accepte de venir vivre près de moi ! Je pars la chercher à Toulouse avec un petit camion de déménagement en location. Elle s'installe provisoirement chez moi, en attendant que l'appartement dans lequel elle doit emménager se libère.

Dans mon domaine professionnel, tout va de mal en pis. Le centre social a des difficultés financières. De gros conflits éclatent et des logiques de clans se sont mises en place. Le conseil d'administration décide d'effectuer un audit.

C'est ainsi que, fin janvier, je rencontre Luc, la personne chargée de l'audit. Très vite, il me donne rendez-vous un soir dans une brasserie. En cachette bien entendu, conscient de mélanger l'affectif au professionnel. Très étonnée et flattée de cette invitation, j'accepte. Nous discutons au cours du repas et Luc m'explique ses projets, ses rêves. Il a envie de créer une entreprise d'insertion des jeunes par le biais du sport et me voit déjà comme sa collaboratrice. Extrêmement séduite par son discours et sa proposition, je sens cependant que tout cela n'est pas désintéressé. Il y a autre chose... Il me drague, c'est évident mais c'est une telle transgression déontologique que j'ai beaucoup de mal à y croire.

Quelques jours plus tard, je reçois par la poste son projet de création accompagné d'un petit mot. Il me demande de lire son dossier attentivement, dans l'espoir que j'accepterai une future collaboration professionnelle, voire plus éventuellement... J'hallucine ou quoi ? Que dois-je faire ? Cette situation m'angoisse terriblement et il faut bien dire que Luc ne m'attire pas spécialement. Il a de la prestance, du bagou, son projet est vraiment intéressant, son regard sur moi plutôt flatteur, mais il n'est pas du tout mon type d'homme. Mon premier réflexe est d'en parler à ma mère qui vit désormais chez elle, à trois kilomètres de là. « C'est trop beau pour toi, ma chérie ! » me dit-elle.

Elle a peut-être raison... Je n'y crois pas, c'est trop beau pour moi !

Je fais alors taire mes doutes et nous commençons à nous fréquenter, Luc et moi. Il me conduit sur le lieu où il envisage de créer son projet, me fait visiter son appartement, et finalement, m'emmène voir ses parents qui habitent le sud de la France, dans un vieux château. C'est l'occasion de lui raconter mon château à moi. En parlant seulement du merveilleux, en omettant le terrible.

Ma rencontre avec les parents de Luc est extraordinaire. À soixante-dix ans, propriétaires du château depuis quelques années déjà, ils ont rénové l'étage supérieur dans lequel ils vivent et où ils accueillent également des groupes, des réunions. Ce lieu simple, coquet et lumineux me plaît, je suis conquise.

Dans le jardin des croix fleurissent un peu partout. Des croix de pierre, mais également des haies taillées en forme de croix. Très étonnée, je demande à Luc ce que sont ces croix et ce qu'elles représentent. Il m'explique alors que ses parents appartiennent à l'ordre des rosicruciens et qu'il a baigné dans ce milieu toute sa vie. J'ai entendu parler de cet ordre comme étant une secte, mais cela ne m'affole pas du tout, ces gens sont tellement charmants !

Bien que je n'aie pu fermer l'œil de la nuit, le premier week-end passé dans ce lieu se révèle très agréable. Les parents de Luc nous invitent à revenir avec mes enfants, ce que j'accepte volontiers. Je suis sur un petit nuage. Mieux encore, je me sens totalement illuminée. Alors que, deux jours auparavant, j'expliquais à Luc qu'il ne fallait pas précipiter les choses, que je ne me sentais pas prête à vivre avec lui tout de suite, il me semble soudain que cette solution est possible. Absolument confiante, je n'ai plus rien à décider, je dois seulement me laisser porter, la vie devient légère. Luc est l'homme qu'il me faut, il va tout prendre en main, il sait ce qui est bon pour moi. Et ses parents sont si gentils !

Puisqu'elle met Luc en porte-à-faux vis-à-vis de sa mission professionnelle, notre relation doit cependant rester secrète. Mais au bout de trois mois, j'en ai marre de me cacher et je me confie à mon amie Lucile. Elle se réjouit pour moi mais ne peut s'empêcher de m'inciter à la prudence.

✳ ✳ ✳

Je suis de plus en plus fatiguée… J'ai beau avoir cédé mon corps et mon âme à Luc, je suis incapable de me projeter dans l'avenir avec lui. C'est une sensation étrange. J'en parle beaucoup avec ma mère. Luc devient de plus en plus exigeant. J'ai fini par lui avouer ce qu'il s'était passé avec mon père lorsque j'étais enfant. Depuis, il me fait du chantage : « Tu dois lui parler, si tu ne le fais pas, je le ferai ! » Horrifiée par cette perspective, je me demande comment parler à mon père. Que lui dire ?

De plus, Luc ne supporte pas que Pierre vienne chercher les enfants à la maison quand ils doivent partir en week-end avec lui. Et puisque nous comptons habiter ensemble, il me demande de trouver une autre solution. Il refuse catégoriquement la présence de Pierre chez lui ! Enfin, le fait que mon compagnon passe la majeure partie de son temps chez ma mère me perturbe énormément. Mais ils m'expliquent tous les deux que c'est pour mon bien, que Luc a besoin de comprendre certaines choses… Je m'insurge, je ne trouve pas cela normal. Heureusement, Lucile est là pour me confirmer que je suis la seule à pouvoir décider de mon avenir et que Luc et ma mère n'ont pas à comploter derrière mon dos.

Et puis je tombe malade. Hospitalisée d'urgence avec quarante-deux degrés de fièvre, je sombre pendant une semaine dans un semi-coma. J'ai une pyélonéphrite et un traitement de cheval ! Comme je suis physiquement et mentalement épuisée, la psychologue me prescrit un séjour de trois semaines en maison de repos. Ma mère se propose de garder les enfants, alors j'accepte.

Dans le même temps, j'apprends que je suis enceinte. Luc est ravi. Ses parents, que j'ai souvent au téléphone, le sont également. Pour ma part je suis inquiète. « Avec le traitement médical que vous avez eu, il n'y a aucun risque de malformation », m'assure le médecin. À ce stade de la grossesse, ou ça passe ou ça casse ! Je profite donc de ce moment de repos pour faire le point sur ma relation avec Luc. De son côté, il m'envoie des courriers, me téléphone régulièrement et m'assure avec toujours autant de vigueur qu'aimer c'est s'oublier. Selon lui, je n'ai donc qu'à m'oublier… À me soumettre aussi, pendant qu'il y est ! Ce discours me met en colère, mais je n'arrive pas à le lui exprimer. J'en ai assez qu'il décide de ma vie à ma place. Il me voit déjà comme secrétaire comptable dans son projet professionnel, alors que je rêve de faire de la formation et de l'animation ! Il ne veut plus que je sois en relation avec Pierre, me met la pression vis-à-vis de mon père et menace d'aller lui régler son compte. Qui plus est, il s'immisce dans ma relation avec ma mère, me rendant soupçonneuse. Je m'aperçois que, finalement, je n'ai pas vraiment envie de vivre avec lui. D'ailleurs, je ne me sens pas prête à habiter avec un homme, quel qu'il soit. Seulement je suis enceinte et peut-être qu'il est déjà trop tard pour revenir sur ma décision…

Je quitte la maison de repos. Nous sommes samedi, Luc vient me chercher. Nous avons deux heures et demie de route à parcourir pour arriver à la maison. Julien et Manon sont en week-end avec leur père. Je ne les verrai que dimanche soir. Sur le chemin du retour, Luc recommence à évoquer les projets qu'il a pour moi. Il me répète encore et encore, exaspéré, comment il voit les choses, la façon dont elles doivent se passer, si toutefois je l'aime… Je suis lasse de tous ces mots. Je n'ai plus envie de lui répondre et reste silencieuse. Mais moins je lui réponds, plus il s'énerve.

Après deux heures et demie de leçon de morale, nous arrivons enfin chez moi. Je suis tellement épuisée que je m'empresse de me mettre au lit. Je voudrais que Luc s'en aille, qu'il me foute la paix, qu'il me laisse dormir. Je le lui explique mais rien à faire : il continue de me harceler. Je suis en larmes, exténuée et, brusquement, j'explose : « Tu ne vois pas que je suis épuisée ? Fiche-moi la paix ! Toi, toi, toujours toi ! Tu n'as rien à décider pour moi, il est hors de question que je cède à ton chantage. Je ferai ce que je veux avec le père de mes enfants. Je le verrai si ça me chante, quand mes enfants auront besoin de lui, et si tu n'es pas content, tu dégages ! »

Je n'ai jamais osé lui parler de cette façon. Luc a les yeux injectés de sang, tant il est en colère. Je commence à avoir peur. Il ne va quand même pas me taper dessus ? Luc menace de partir et je lui réponds tout de go : « C'est ça, va-t'en ! »

Je ne le reverrai jamais.

* * *

Me voilà en état de choc ; j'ai le sentiment de toucher terre après six mois de haute voltige.

Suite à l'audit, un plan de licenciement a été proposé. Lasse de cette situation professionnelle conflictuelle, je propose ma candidature pour partir la première. Pour le moment, je suis toujours en arrêt maladie et plusieurs de mes collègues viennent me voir à la maison. Je leur dévoile toute l'histoire. J'ai quitté Luc, je suis enceinte. Ils sont ahuris : « Luc a quelqu'un d'autre dans sa vie, Mary. Nous l'avons vu à plusieurs reprises, main dans la main, avec une femme. » Flouée, trompée, manipulée ?

Pourquoi n'ai-je plus de nouvelles de personne ? De Luc encore, je peux le comprendre, mais de ses parents, de sa sœur, de sa fille ? Ils savent pertinemment que je suis enceinte ! J'ai acheté des livres sur l'ordre des rosicruciens, pour comprendre. L'art de la manipulation mentale, voilà ce que m'apprennent les livres. Les rosicruciens sont visiblement experts dans ce domaine.

Je ne parviens pas à digérer cette histoire et puis cela n'a jamais été mon rêve d'accoucher d'un enfant sans père. Dans l'incapacité de me faire avorter, je décide de laisser faire la nature. Et en juillet, mère nature me confirme que le fœtus est bien accroché et que je suis enceinte de trois mois. Je suis désespérée, je me sens coupable, honteuse de m'être laissé piéger à ce point. J'espère au moins que mon bébé sera une fille. J'ai très envie d'avoir une autre fille, ne serait-ce que pour équilibrer cette relation trop fusionnelle que j'ai avec Manon.

Touché par mes malheurs, Pierre se montre adorable avec moi et notre relation s'apaise véritablement. Nous passons beaucoup de temps tous ensemble, avec les enfants, et il m'aide à emménager dans une nouvelle maison. Comme à chacune de mes grossesses, j'ai arrêté de boire et de fumer. Mieux encore, je me suis inscrite au CNED[1] pour préparer de nouveau le concours d'entrée en BTS économie sociale et familiale.

✷ ✷ ✷

Chloé naît le 11 février 1995. J'ai trente et un ans. Ma fille ressemble à une petite Indienne avec sa peau mate et ses yeux papillon… Elle est magnifique. Ce bébé vient tisser des étoiles et sécréter de la nacre au cœur de ma vie. Malgré l'histoire douloureuse dont elle est le fruit, elle est ma petite princesse. Quel bonheur d'avoir une autre fille !

Comme je suis brouillée avec ma mère depuis plusieurs mois, elle n'est plus là pour m'aider. Seule, mère d'une famille nombreuse, je suis épuisée. Mon amie Lucile me propose de faire appel à une travailleuse familiale : « Dans ta situation, cela ne te coûtera rien, tu aurais tort de t'en priver ! » me dit-elle. J'en fais donc la demande, et c'est Évelyne, une travailleuse familiale de ma connaissance, qui vient trois fois par semaine. En totale confiance avec cette amie, à laquelle je

---

1. Centre national d'enseignement à distance.

peux aussi parler et me confier, je souffle un peu et prends du temps pour moi. Commencent alors mes lectures frénétiques de livres de psychologie et de développement personnel. Puisque je ne trouve pas de « psy », je vais chercher des réponses dans les livres que j'emprunte à la bibliothèque ou que Lucile me prête. Entre mes enfants, ma préparation au concours d'entrée en BTS et mes lectures passionnantes, j'occupe tout mon temps.

En mai, je passe mon concours d'entrée. Les examens écrits tout d'abord, puis l'oral et l'entretien de motivation. Fermement décidée à réussir, je triche sur ma situation. Avec la complicité de Pierre, je fais croire que j'ai un mari à la maison qui s'occupe des enfants. Et ça marche ! Fin juin, j'apprends que je suis sélectionnée. Je n'en reviens pas et saute de joie. De plus, ma situation de demandeur d'emploi me permet une prise en charge du coût de la formation. Je vais être rémunérée et mes frais kilométriques seront pris en charge. Tout se met en place avec une fluidité étonnante. Mon rêve se réalise enfin !

✳ ✳ ✳

Juste avant ma grande rentrée scolaire, mon père me propose des vacances en famille. Il a loué une maison en Normandie dans laquelle nous pourrions, moi et mes frères et sœurs, venir passer quelques jours. Difficile de refuser une telle invitation. Je vais pouvoir vraiment me reposer. Les enfants seront avec leurs cousins et tout cela au bord de la mer !… Mais j'appréhende, car les rencontres avec mon père sont toujours l'occasion d'un espoir secret : « Il va me serrer dans ses bras, il va me dire que je ne suis pas une menteuse et combien il regrette ce qu'il m'a fait. »

J'ai besoin que mon père reconnaisse ce qui s'est passé. C'est vital. Sans cette reconnaissance, le doute persiste. C'est horrible, mais j'en suis au point de regretter de ne m'être fait violer qu'une seule fois, car si cela s'était reproduit, au moins, il n'y aurait plus de doute. Si mon père ne reconnaît pas ce qu'il m'a fait, s'il continue à me traiter de menteuse, alors peut-être que tout est mensonge. Et si rien n'est vrai, alors je ne suis pas vraie, ma vie n'est pas vraie, mes enfants ne sont pas vrais, je suis dans un rêve, dans son rêve à lui…

Ainsi, je ne peux jamais lui dire non. Je suis comme accrochée, ligotée à lui, et au fil des années qui passent, je me rapproche irrépressiblement de lui, comme s'il était ma dernière goutte d'oxygène, mon dernier espoir. « Oui, papa, oui, papa, toujours oui, papa ! » Et pourtant, le voir est une véritable torture mentale. Il est le seul à refuser de m'appeler Mary et continue à m'appeler Marie-Odile. Ce prénom me liquéfie sur place. Il me renvoie instantanément à mes dix ans, à cette scène qui n'a pas le droit d'exister, à cette nuit où j'ai dit oui.

Encore une fois je lui dis oui. J'accepte de partir en vacances avec lui.

✳ ✳ ✳

Septembre est là et mes trente deux ans avec. J'entre en formation comme on entre au couvent ! Déterminée dans mon projet professionnel de travailleur social, je m'engage un peu à la façon d'une bonne sœur. Fini les plaisirs ! Plus question d'avoir un homme dans ma vie. Je suis profondément blasée, blessée et blindée... Mon organisation est ficelée à la minute près : crèche, école, garde après l'école. Évelyne s'occupe des enfants le matin et le soir et fait un peu de ménage. De mon côté, je pars à sept heures le matin et rentre vers six heures le soir.

Pierre prend régulièrement les enfants avec lui. Il s'est pris d'amour pour Chloé et devient son papa de cœur. Il l'emmène lors des week-ends et les vacances, ce qui me permet de souffler vraiment, un week-end sur deux. Pierre est vraiment solidaire avec moi et cela me fait du bien.

Au bout de cinq mois, ma formation est devenue mon seul lien avec l'extérieur. Mon organisation est réglée comme du papier à musique, mais le rythme est à ce point infernal que je ne sais pas comment je vais tenir pendant deux ans. J'ai la tête dans le guidon en permanence, je n'ai plus le temps de penser à rien. Épuisée, je me couche le soir en même temps que les enfants. Hors de question d'avouer que j'ai menti sur ma situation. Je réussirai quoi qu'il arrive !

Malgré mon envie de réussir à tout prix, je sens que quelque chose se casse à l'intérieur de moi : mon corps craque complètement. Mon estomac rejette tout, c'est de pire en pire. Parfois, je régurgite même un simple verre d'eau. Je fais des insomnies, des cauchemars, j'ai mal au ventre et je ne vais plus aux toilettes. Mon corps souffre, il devient inexorablement douleur et violence...

91

Peu à peu je deviens austère et agressive. Je n'arrive même plus à entrer en relation avec mes camarades de classe. Je ne vois plus personne, me coupe et m'isole du monde jusqu'à devenir mutique. D'ailleurs, que dire ? Mes mots sont toujours tombés dans le vide. À quoi ça sert de parler ? Dès que j'ai cinq minutes devant moi, je lis. Il n'y a plus que cela qui compte. C'est une véritable obsession. Je cherche désespérément les mots qui pourraient me sauver, me libérer de toute cette souffrance, de tous ces maux qui m'envahissent.

Je suis comme une infirme. Il me manque une partie de moi, mais personne ne le voit, personne ne le croit, personne ne le comprend. Je me sens enfermée dans une bulle, dans un monde envahi par mes propres cris : « Au secours, aidez-moi ! ». Alors je sanglote au rythme de mes crises de tétanie, seul symptôme visible, aux yeux du monde, de mon dénuement. Mon corps se raidit, ma respiration s'accélère et je m'écroule, inerte, affolant les personnes qui m'entourent…

✱ ✱ ✱

Un jour, en faisant mes courses, je croise un copain qui habite le même quartier que ma mère : « Elle ne va pas bien, ta mère, tu devrais lui rendre visite ! » me dit-il. Cela fait plus d'un an que je ne l'ai pas vue. Je vais tellement mal moi aussi que je décide de faire le premier pas et vais frapper à sa porte. Je la trouve effectivement dans un sale état. Elle est tellement amaigrie que je m'effondre intérieurement en la voyant. Cependant je garde mes distances et nous nous donnons simplement des nouvelles l'une de l'autre.

Ma mère se trouve dans une situation sociale très précaire. Son travail à la radio s'est arrêté depuis quelque temps. Elle est au chômage, touche le RMI et voit un psychologue. Comme c'est bientôt l'anniversaire de Chloé, je lui propose de venir le fêter à la maison. Je sais que j'ai une relation « étrange » avec ma mère. Je le sais, mais je ne trouve pas d'issue pour en sortir. Comme à chaque fois que nous nous brouillons et que nous nous retrouvons, je me dis : « Cette fois je vais garder mes distances ! » Mais à tous les coups je me fais avoir. Je me fais happer, à mon insu, et en arrive à ne plus savoir si je suis sa fille, sa mère, sa sœur ou sa copine.

J'en ai assez qu'elle ait des amants de mon âge, des hommes que je ne sais jamais comment considérer : beau-père ou copain ? Si toutefois ils ne se mettent pas à me draguer ! Je voudrais arrêter de me confier à ma mère comme à une copine, mais elle lit en moi comme dans un livre ouvert. Je ne peux rien lui cacher. Cette fois-ci, j'ai décidé de marquer au moins une limite en disant stop au bisou sur la bouche. Depuis mon adolescence, nous nous embrassons sur la bouche pour nous dire bonjour et au revoir. À l'adolescence, c'était « trop cool » d'avoir une mère copine... Auprès des autres copains, ça le faisait bien. « T'as trop de chance ! » me disait-on. À bien y réfléchir, ce n'est pas « cool » du tout d'avoir une mère copine. Moi j'ai besoin d'une mère qui soit à sa place de mère pour qu'elle soit également dans une place de grand-mère vis-à-vis de mes enfants.

✳ ✳ ✳

Février et mars sont les mois anniversaires des enfants. Chloé a désormais un an, Manon cinq ans et Julien neuf ans. À l'occasion des vacances d'hiver, mon père, ayant loué un chalet dans une station de ski non loin de chez moi, me propose de le rejoindre avec Julien. C'est certainement l'occasion de lui parler. Il faut que je lui parle, je sais qu'il faut que je lui parle. Tout cela ne peut plus durer ainsi. Je me sens mourir à petit feu…

Dans cette perspective, ma mère me pousse à y aller et accepte de garder Manon et Chloé. Julien est ravi de partir seul avec moi, pour la première fois depuis la naissance de ses sœurs. Nous sommes une douzaine à être accueillis dans ce chalet et, comme d'habitude, tout est parfait : le dévouement de mon père, sa bonne humeur, son autorité… Les « Marie-Odile » par-ci, les « Marie-Odile » par-là. Je me sens réduite à néant, mortifiée. Que lui dire ? Comment lui dire ? Quand lui dire ? La situation n'est absolument pas propice, je me sens tellement ridicule. Il est si gentil ! Il m'offre une semaine de ski, s'occupe à merveille de Julien… Je ne suis vraiment qu'une peau de vache, pourquoi j'irais lui faire du mal ? Pourquoi aller remuer le passé, tout cela est fini, bien fini. Maintenant mon père est devenu un grand-père dévoué, serviable, attentionné…

Rien ne sort. Aucun mot ne peut sortir. Les yeux et le visage brûlés par le soleil et la neige, je pleure chaque jour qui passe, sans que personne ne se rende compte de rien.

✶ ✶ ✶

Après cet échec cuisant, je décide de retourner voir un « psy ». Penchée sur le bottin, je trouve un psychiatre-psychothérapeute, en formation d'analyste et d'obédience freudienne. Très impressionnée par son titre, je décide de prendre rendez-vous avec lui… Laissons faire le hasard. Dès notre premier entretien, le contact s'établit aisément et nous convenons d'un rendez-vous par semaine, le lundi soir après mes cours. Et puis tout s'enchaîne très vite. Pour la première fois de ma vie, un « psy » pose les mots de « viol aggravé » sur mon vécu. Je suis sous le choc ! Non seulement je me trouve face à un « psy » qui m'écoute, qui semble me croire, mais de plus les mots qu'il emploie me renvoient à un crime potentiellement puni par la loi !

Cependant, la situation dans laquelle je me trouve est très paradoxale, car pour la première fois de ma vie aussi, un « psy » m'explique la théorie freudienne : fantasme ou réalité, peu importe, les symptômes développés sont les mêmes. « Je n'ai rien à faire de la réalité de votre histoire, ce qui m'intéresse, ce sont vos symptômes. »

Peu importe la réalité de mon histoire ?! Je reçois cette phrase comme une pierre en pleine figure. C'est d'une telle violence que j'en reste stupéfaite, ravalant paroles et pensées. D'un côté il me donne enfin les mots pour nommer et comprendre ce que j'ai vécu à l'âge de dix ans, et d'un autre, il me laisse supposer que tout cela n'est peut-être qu'un fantasme de ma part ! J'ai été violée par mon père. Cela s'appelle un inceste.

Mais peut-être que tout s'est passé dans ma tête, il ne faut surtout pas que je m'inquiète, ce n'est pas grave, ça se soigne quand même ! Je me sens pieds et poings liés, ligotée. Est-ce mon père le criminel, ou moi ?

Confrontations

Cela fait des mois et des mois que je ne vais plus aux toilettes. Mes intestins sont complètement bloqués. Rien ne veut plus sortir. Aucun médecin ne me prend au sérieux. « C'est impossible », me disent-ils ! D'accord, ce n'est pas possible… Sauf que je suis en train de crever. Plus aucun traitement n'agit. Au contraire, ils me provoquent des douleurs à me plier en quatre. Même les lavements ne font pas effet. Je suis pourrie de l'intérieur. J'ai envie de m'arracher le ventre et les tripes. Je bois des litres et des litres d'eau pour me laver, me purifier, mais je me putréfie… J'ai la mort à l'intérieur de moi et elle va m'anéantir très vite.

Les séances avec mon « psy » ne m'apportent plus rien. Comment avancer avec un « psy » qui part du principe que vous avez peut-être fantasmé tout ce que vous êtes en train de lui raconter ? Je dois agir si je ne veux pas y laisser ma peau, je dois parler avec mon père. Je suis déterminée.

Mon père a loué un chalet dans le Gers pour réunir la famille pendant les vacances. En août, je pars donc avec mes trois enfants pour un séjour de quinze jours. Je ne suis pas vraiment en vacances, ayant une étude professionnelle à préparer pour la rentrée de septembre. « Je viens pour bosser et je compte sur vous tous pour vous occuper de mes enfants ! » ai-je prévenu.

La famille est réunie, presque au grand complet. Mes frères et sœurs sont là, avec ou sans leurs conjoints, mais avec leurs enfants. Cela grouille dans tous les sens, il y a une piscine dans le jardin, les enfants sont ravis, moi je parviens à bosser. Impossible cependant de me confronter à mon père. Plongée dans mes cours, je ne vois pas les jours passer…

Le treizième jour de vacances s'achève déjà. Les mots ne veulent toujours pas sortir, je suis totalement bloquée. Je me venge sur la nourriture que j'ingurgite à outrance, sachant que je vomirai ensuite… Comment puis-je lui dire ? « Tu te souviens, papa, quand j'avais dix ans ? Tu m'as violée ? » Je me sens ridicule, honteuse, coupable. Pourquoi je n'y arrive pas ? Voilà treize jours que je passe mes nuits à pleurer. J'en crève de ne pas y arriver, ce n'est pas possible… J'ai bientôt trente-trois ans et je suis incapable de parler à mon père, alors que ma vie est en jeu.

Le matin du quatorzième jour est là. J'ai passé une nuit blanche. Encore une nuit à crier en silence, à taper sur le matelas. Je reste couchée et je n'ose plus bouger. Ma tête est si lourde que je sens qu'elle pourrait exploser. Une seule idée me hante : disparaître. Disparaître au fond de mon lit, oublier de respirer. Vers midi, mon père entrouvre ma porte :

« Tu viens manger ?

— Non, je n'ai pas faim.

— Que se passe-t-il ?

— J'ai mal à la tête !

— Bon, ne t'inquiète pas, on s'occupe de tes enfants. »

Il referme la porte… Soudain, une voix ténue surgit du fin fond de mes entrailles :

« Tu vois, Mary, comme il est gentil ? Comment peux-tu le soup-çonner de quoi que ce soit ? »

C'est une toute petite fille qui apparaît. Je la sens si fragile, terrorisée, affolée par son géant de père. Elle est blottie au tréfonds de moi et elle sanglote… Je la reconnais, c'est Marie-Odile.

« Mais qu'est-ce que tu me racontes ? Tu ne vois pas qu'il essaye de t'attendrir ? C'est un pervers. Un pervers ! »

Lui faisant face, Mary est là, en colère, furieuse et dans un dialogue houleux, elle finit par convaincre et calmer la toute petite, petite fille. Dans l'après-midi, mon père me rend de nouveau visite. Il se tient sur le seuil de la porte, n'entre pas vraiment. S'il approchait de mon lit, peut-être pourrais-je tenter la discussion, mais il ne s'approche pas.

« Ça ne va pas mieux ?

— Non.

— Tu veux un cachet d'aspirine ?

— Oui, je veux bien. »

J'ai les yeux gonflés par les larmes qui ne tarissent pas. La porte à peine refermée, la voix réapparaît :

« Regarde, Mary, comme il prend soin de toi ! Je crois que tu as rêvé. Il n'a jamais pu te faire de mal. C'est ton papa ! »

La bataille intérieure reprend de plus belle :

« *Mais arrête, arrête ! Tu es trop petite et trop fragile pour te rendre compte. Ne te fie pas aux apparences. Ton père t'a bernée toute ta vie. Il t'a violée, détruite et continuera à te détruire… »*

Mon père entre, pose le verre d'eau à côté de moi et s'échappe furtivement. En sortant de la chambre, il me dit :

« Lève-toi, descends un peu, tes enfants sont inquiets, d'accord ?

— Non, je ne peux pas. Dis-leur de venir me voir, je vais leur expliquer.

— Non, c'est bon, je vais m'occuper d'eux », dit mon père en refermant la porte.

Et de nouveau, la voix dans ma tête :

« *Tu vois, Mary, il ne veut que ton bien. Il te soigne, s'occupe de tes enfants… comment peux-tu imaginer que… »*

« *Non, c'est un enfoiré, il fait tout pour te faire taire. Ne vois-tu pas qu'il essaye de t'acheter ? »*

Je deviens folle ou quoi ? Je ne me lève pas. Mes enfants viennent me voir et, le soir, Chloé me rejoint pour dormir dans son lit, juste à côté du mien. La petite voix ne me quitte pas. J'ai l'impression de parler avec un double, un autre moi-même invisible mais pourtant bien présent…

Le matin du quinzième jour, mon père fait irruption dans ma chambre. Il est huit heures. Je dois me lever, préparer les affaires et partir. J'ai deux nuits blanches derrière moi, sept cents kilomètres à faire dans la journée et je suis seule à conduire, seule avec mes trois enfants. Mais je suis tellement contente de partir. Alors je me lève, m'habille, prépare les enfants puis les bagages.

À onze heures, mon père me colle un pique-nique dans les bras et me souhaite bonne route. Je ressemble à un zombie. J'ai l'impression de rêver : il sait que je n'ai pas dormi depuis deux jours, j'affiche une tête cadavérique et il m'envoie sur la route, sans aucun scrupule ?! À cet instant précis, j'ai la certitude qu'il préférerait me voir morte plutôt que d'avouer la vérité...

À force de hurler des mots muets, je me suis entendue... Marie-Odile est là, tapie dans l'ombre de moi-même. Meurtrie et blessée, elle n'a pas grandi. Elle a toujours dix ans alors que j'en ai trente-trois ; elle est encore terrorisée, coupable et honteuse face à son géant de père. Je croyais avoir un monstre à l'intérieur, mais non, c'est moi, seulement moi !

* * *

Cette expérience m'a éprouvée au plus profond de mon être. Je n'ai plus qu'une idée en tête : partir à la rencontre de cette petite fille blessée au pays de mon enfance.

Marie s'est réconciliée avec Odile. « O-DI-LE, Oh, dis-le ! Tu entends le jeu de mots ? » me demande Lucile alors que je lui raconte mes vacances. Oui, j'ai entendu et oui, je vais le lui dire. Je ne sais pas encore quand, ni comment, mais je vais le dire... Pour le moment, je décide de réintégrer mon vrai prénom : Marie-Odile. Je sens que quelque chose s'est reconnecté en moi. Même si cela est difficile, je m'imprègne de ce « nouveau » prénom. Il réveille des émotions insoutenables mais me procure aussi une sensation de douceur extrême. Je me sens enfin vraie et entière.

Avec la rentrée scolaire, je reprends mes cours de BTS et brandis mon nouveau prénom à tout-va. Personne n'y comprend rien mais ce n'est pas grave, je n'ai pas envie d'expliquer. C'est comme ça, un point c'est tout. Et même si mes proches continuent à m'appeler Mary, socialement je redeviens Marie-Odile.

À la maison, j'ai trouvé une nouvelle organisation. Dorénavant, ma mère garde Chloé chez moi. Elle prend le relais vers neuf heures le matin, juste après Évelyne qui, elle, arrive vers sept heures pour le lever des enfants, le linge et le ménage. Julien et Manon rentrent déjeuner le midi avec leur grand-mère. Quant à moi, je peux arriver directement le soir, sans avoir à récupérer mes enfants où que ce soit… Ils sont déjà à la maison. C'est plutôt sympa de les savoir avec leur grand-mère.

Je me retrouve de nouveau sans « psy », le mien m'ayant « plantée » juste avant les grandes vacances ! « Vous êtes prête à entrer en analyse », m'avait-il expliqué. Alors j'avais rencontré les psychanalystes qu'il m'avait conseillés, un homme et puis une femme. Mais ces deux personnes étaient de véritables murs de glace et, à chaque fois, j'étais repartie de l'entretien complètement effondrée. Y a-t-il quelqu'un qui puisse m'aider sur cette planète ?

Heureusement, par le biais du professeur de psychologie qui intervient au sein de ma formation, j'obtiens rapidement un rendez-vous avec une nouvelle psychanalyste. « Une femme très bien », me précise-t-il. Je suis alors pleine d'espoir, mais je retombe vite de mes illusions. Une fois encore je ressens un profond mal-être en sa présence. Elle est froide et distante… Sont-ils tous comme cela ?

Pour l'instant, je décide de continuer, mais je sors de ces séances toujours plus mal que je n'y suis entrée. Les entretiens durent dix minutes, alors que la « psy » m'avait parlé d'une demi-heure. Je me sens comme une petite fille coupable aux yeux de cette femme qui ne cesse de dire que je fais de la résistance ! Quelle résistance ? Je continue mon rythme infernal : mes cours, mes enfants, ma déchirure intérieure… Je tiens, je continue à vivre. Ou plutôt à survivre. Résistance ? Oui, je me trouve même drôlement résistante ! Au bout de quatre ou cinq séances avec elle, j'ai le sentiment de me noyer à nouveau, je me sens maltraitée. J'étouffe, je n'en peux plus !

Le jour de la séance suivante, ma « psy » est absente. Il est quatorze heures, la porte d'entrée est fermée, elle ne doit pas être encore arrivée. J'attends donc devant sa porte. Mais nous sommes fin octobre, il fait un froid de canard et, au bout d'un quart d'heure, je suis totalement frigorifiée. Désabusée, je décide de partir. Mais plutôt que de retourner en cours, je rentre chez moi.

À la maison, c'est l'heure de la sieste. Chloé dort, tandis que ma mère boit son café. Elle est très étonnée de me voir : « Eh bien qu'est-ce qui se passe, ma chérie ? » Je lui raconte ce qu'il vient d'arriver. Je suis dans une rage folle, au bord de l'hystérie. Je ne parviens pas à me calmer et marche de long en large comme une lionne en cage. Tout le monde y passe, les « psy », la « psy », mon père… Je m'insurge contre tous. J'en ai assez !

Soudain, je m'arrête devant le grand miroir du salon. Je regarde ma tête et commence à parler de moi avec dégoût. « Regarde-moi cette tête et ces cheveux dégoulinants ! » J'attrape ma tignasse et me mets à crier : « Trouve-moi des ciseaux, vite ! » Ma mère, déconcertée dans un premier temps, me tend une paire de ciseaux. Puis, finalement, elle semble se réjouir de ce qui se passe et me dit d'un air complice : « Vas-y, ma chérie ! » Une minute plus tard, je me retrouve avec une coupe au carré et environ trente centimètres de cheveux dans les mains. Ma mère et moi éclatons de rire… Je ne m'arrête pas là. J'arrache avec frénésie une feuille dans un de mes classeurs, prends un stylo et écris ceci :

Mon père,

Toute ma vie j'ai eu les cheveux longs pour te faire plaisir ! Toute ma vie je me suis sacrifiée parce que je ne voulais pas te faire de peine. Je pensais que c'était la condition pour que tu m'aimes, pour que tu ne m'abandonnes pas comme l'avait fait maman. Mais tu m'as abandonnée et trahie il y a bien longtemps. Lorsque j'avais dix ans, tu m'as violée. Cela s'appelle Inceste. Lorsque j'ai eu dix-sept ans, tu m'as trahie et violée encore une fois en me traitant de menteuse. Depuis, je crève à petit feu parce que je me sens incapable de te dire que c'est toi le menteur. Aujourd'hui, j'ai décidé de vivre et je t'envoie mes cheveux, qui portent en eux le symbole de ma soumission à toi. Tu ne m'empêcheras plus de parler. Je ne suis plus ta chose, ton objet…

Je glisse tout dans une enveloppe : les cheveux et le message. Puis j'annonce à ma mère que je vais à la poste et me mets en route. Quelques minutes plus tard, je prends une grande respiration avant de lâcher mon enveloppe dans la boîte aux lettres. Voilà, c'est fait.

Sur le chemin du retour, je m'arrête chez le coiffeur, qui me prend sur-le-champ, et je rentre toute pimpante, avec une belle coupe courte. Chloé est réveillée, Julien et Manon sont rentrés de l'école :

« Oh, tu t'es coupé les cheveux ! » s'écrient-ils en chœur.

— Oui, comment vous me trouvez ?

— Belle. »

Je suis très fière de moi, mais surtout je me sens libérée… Le lendemain, mon corps tout entier se relâche. Impossible de partir à l'heure. Je reste coincée sur les toilettes pendant une heure, en proie à une diarrhée monumentale. Neuf mois que mon corps retient tout, neuf mois que je pourris de l'intérieur. D'un seul coup, je me vide, entièrement.

✱ ✱ ✱

© Groupe Eyrolles

J'arrive en cours avec deux heures de retard. Je suis radieuse et les réflexions sur ma nouvelle coiffure vont bon train. Au fil des jours qui passent, je deviens plus sociable. Je recommence à parler avec les uns et les autres. La transformation est radicale. Comme je suis très en avance sur l'étude professionnelle que je dois présenter en fin d'année, j'entreprends même d'aider les camarades en difficulté. Les « profs » ont fini par apprendre ma véritable situation. Seule avec trois enfants en bas âge, je suis malgré tout l'une des meilleures élèves de la classe. L'équipe d'encadrement n'en revient pas. Moi non plus d'ailleurs !

En novembre, je me mets de nouveau en quête d'un thérapeute pour ma fille Chloé, qui fait des otites à répétition inexplicables. Une de mes voisines, avec laquelle j'ai sympathisé, me parle de Mme Nicolas. Lorsque j'appelle cette dame pour prendre rendez-vous, celle-ci me dit que « les enfants sont bien souvent malades de leurs parents » et que c'est moi qu'elle souhaite voir. Ces paroles m'enthousiasment. Mme Nicolas se définit comme thérapeute relationnelle.

Ma première rencontre avec cette thérapeute est une véritable séance de décompression. Elle est chaleureuse, accueillante, très à l'écoute tout en étant ferme et rigoureuse. J'ai enfin quelqu'un en face de moi. Quelqu'un qui m'écoute et me confirme ce que j'ai vécu enfant. Pour la première fois de ma vie, une personne me parle de porter plainte. Je suis franchement secouée, je ne savais même pas que c'était possible ! Avec elle, je me sens en sécurité et ma langue se délie. Je suis enfin entendue, considérée, réelle et vivante. Nous sommes dans un véritable échange alors, les mots jaillissent et fleurissent, ils ne tombent plus dans le vide.

Je décide de voir Mme Nicolas une fois par semaine. Quelque temps plus tard, je reçois un courrier de mon père, en réponse à ma missive. Suis-je bien sûre des propos que je lui tiens ? De la gravité de ce dont je l'accuse ? Il m'invite à aller vérifier la définition du mot « viol » et m'assure de toute sa tendresse, convaincu que je traverse une mauvaise passe. Sa réponse est d'une violence extrême, je suis en larmes. J'appelle Mme Nicolas, qui réussit à me calmer au téléphone. Elle me parle encore une fois de porter plainte. Mais envisager cette démarche me fait peur. Je m'en sens incapable. Cependant, je décide d'écrire un autre courrier à mon père, dans lequel je décris dans les moindres détails le soir terrible vécu au château lorsque j'avais dix ans.

Les mois qui suivent font l'objet de plusieurs échanges de courriers avec mon père. Ce dernier continue de nier. Il est sincèrement peiné de la mauvaise passe que je traverse et m'assure, à chaque fois, de toute sa tendresse. Ses réponses sont d'une perversité extrême. J'ai l'impression de devenir complètement cinglée et le doute me harcèle de nouveau :

« *Et si tu avais rêvé ?*

— *Mais non, c'est toi qui as raison, ne te laisse pas faire !*

— *Regarde ton papa comme il est gentil, il t'aime et il te le dit dans toutes ses lettres.*

— *C'est vraiment un pervers, un sadique !*

— *T'as vu de quoi tu l'accuses quand même ? Imagine, et si ce n'était pas vrai !* »

Ma thérapeute me dit que je ne suis pas coupable. Je la crois. Dans ma tête, je le sais, mais c'est comme si mon corps refusait cette vérité. Je me sens prisonnière, ligotée physiquement par le désir de mon père. Je me sens possédée, collée à lui et je n'arrive pas à me détacher, à m'extraire. Mon père m'a volé mon corps, je me sens happée dans un combat à la vie à la mort avec lui. Qui va gagner ? Qui va mourir ? Qui va vivre ? Si seulement je pouvais le détester, le combat serait plus facile. Mais je l'aime. J'aime mon père et je ne veux pas lui faire de mal.

Les séances avec Mme Nicolas me sont d'un grand secours, j'avance à grands pas. Non seulement j'apprends beaucoup sur moi, mais aussi sur la relation aux autres, sur l'être humain en général. Lorsque je viens voir ma thérapeute, je repars toujours pleine d'énergie et d'espoir, riche de nouvelles idées, de pistes à explorer. Elle me permet de mieux comprendre ma souffrance, m'apprend à être à l'écoute de ce qui se passe en moi, à mieux gérer mes émotions, à prendre soin de moi et de mes blessures. Elle me donne également des outils et des repères pour m'affirmer et sortir de la dépendance affective et de tous mes scénarios destructeurs.

* * *

La pression redescend enfin quand j'obtiens mon BTS avec brio, au grand étonnement de tous. Comment ai-je fait ? Je me pose moi-même la question ! Cependant, ma formation n'est pas finie. Une troisième année m'attend qui validera mon diplôme de travailleur social. Mais cette fois-ci je décide de suivre les cours par correspondance.

La rentrée 1997 est assez sereine. Je suis désormais à la maison à temps complet et peux m'occuper de mes bouts de chou. Je suis ravie, eux aussi. Je me suis inscrite à des cours de flamenco dans une école de danse à Lyon, réalisant ainsi un rêve d'enfant. L'école organise chaque année un gala de fin d'année où les groupes de tous les niveaux font une prestation. Je m'achète des chaussures de danse à talons, me fabrique une jupe à volants… J'adore. J'ai l'impression de retourner en enfance. D'ailleurs ma mère joue le jeu et s'est déjà engagée à venir me voir danser !

Ceci dit, mon nouveau rythme est très perturbant. Je dois travailler seule, me donner un cadre, une discipline, afin de réussir ma troisième année. C'est finalement bien plus difficile que je ne l'avais imaginé et, très vite, je me sens perdue. Avec les années, Lucile est devenue ma meilleure amie. Elle s'est séparée de son mari et se retrouve seule avec ses quatre enfants. Au chômage depuis quelque temps, elle prépare une licence de psycho et nous nous voyons très régulièrement. « C'est normal que tu te sentes perdue », me dit-elle. « Tu vois un peu le rythme et la pression que tu as vécus ces deux dernières années ? La pression retombe, c'est un passage obligé. »

Je ne sais pas. Est-ce la pression qui retombe ou le climat de Noël qui ravive les souvenirs d'enfance ? Tout devient lourd. Les soucis habituels, les courriers de mon père, le froid de décembre… Je n'ai plus d'énergie, je tourne en rond et me sens complètement déprimée. Mon père continue de nier avec acharnement le viol dont je l'accuse. Mais je ne l'accuse de rien, je lui raconte tout simplement la vérité. Sans sa reconnaissance, je ne suis rien. Je me sens niée en tant que fille, en tant que femme, en tant qu'être humain. À quoi bon vivre ? Je me sens sombrer, couler à nouveau… Pour la première fois de ma vie, j'ai envie de mourir vraiment. Et cela malgré tout le chemin parcouru, malgré mon acharnement à aller mieux, malgré l'aide et le soutien de Mme Nicolas, malgré l'obtention de mon diplôme, l'estime et la confiance en moi qui reviennent peu à peu. Je me retrouve déchue, destituée d'une place que je n'arrive pas à trouver.

Bien sûr, Mme Nicolas me propose de porter plainte contre mon père. Mais à quoi bon ? Comment prouver un viol vingt-cinq ans plus tard ? De toute façon je me suis renseignée, il y a prescription. Il aurait fallu que je porte plainte avant mes vingt-huit ans. Maintenant c'est trop tard ! Je vais mourir. Mon père a gagné. Je suis au bout du rouleau. Alors je rassemble tous les médicaments que l'on m'a prescrits ces deux dernières années. De quoi tuer un bœuf ! Je les range dans le tiroir de ma table de nuit, en attendant Noël. Je ne doute pas un seul instant de ma décision, comme morte déjà, sans aucune émotion, aucune sensation.

* * *

Le 25 décembre, j'emmène les enfants à Lyon, chez leur père. Je les laisse là, sur le trottoir, et je repars avec la ferme intention d'avaler mes cachets. Sur le périphérique, je pleure toutes les larmes de mon corps… Je pense à Julien. Il a dix ans et demi, l'âge que j'avais lorsque ma mère est partie.

Merde ! Ce souvenir agit comme un électrochoc. Une crise de tétanie commence à me secouer. Cela fait plusieurs mois que je n'en ai plus fait. En proie à la panique, je hurle dans la voiture. J'aperçois un panneau indiquant un hôpital psychiatrique. Je ne peux plus mourir, mais je ne peux plus vivre non plus. Les fous sont encore ce qu'il y a de mieux pour moi. Je bifurque et débarque dans l'hôpital en pleine crise. Le personnel me prend en charge et me donne des « cachetons » pour me calmer. Ils insistent pour que j'appelle une personne de ma famille. Je leur donne le numéro de ma mère. Zombie, je lui parle quelques minutes, expliquant ma volonté de rester chez les fous, et je retourne me coucher.

Elle me rappelle deux heures plus tard, folle de rage. Elle vient d'avertir mon père de ce qu'il se passe. Mais mon père a toujours pris ma mère pour une folle. Il est bien indifférent à tout ce qu'elle peut dire, faire ou écrire.

Le lendemain, je suis convoquée par la psychiatre en chef. Complètement « shootée », je ne comprends rien de ce qu'elle me dit. Elle m'agresse, m'assaille… Je finis par comprendre qu'elle me met dehors et qu'il faut que « j'arrête mon cinéma ». Le ciel me tombe sur la tête. Je suis sous calmant, j'ai envie de me tuer et l'hôpital me jette à la rue ?! C'est de la non-assistance à personne en danger ! Je crie, je hurle, je suis folle de rage. Mais ils n'en ont rien à faire. Je monte dans ma voiture et rentre chez moi.

Je ne peux pas mourir, je ne peux pas rester chez les fous, il ne me reste qu'une seul chose à faire : porter plainte contre mon père. Prescription ou pas, je m'en fous.

✳ ✳ ✳

Dès le lendemain, je prends contact avec la maison de la justice pour me renseigner sur la procédure de plainte. On me donne rendez-vous début janvier avec un conseil juridique. J'aurais tellement aimé qu'ils me renseignent tout de suite… En attendant, je rejoins mes deux sœurs à Paris pour fêter le jour de l'an, comme nous l'avions prévu. J'espérais trouver un peu de réconfort auprès d'elles mais ce n'est pas du tout ce qui se passe, bien au contraire. Elles ont toutes les deux de très bons rapports avec mon père et après avoir entendu le calvaire que je vis depuis des années, ainsi que ma décision de porter plainte contre lui, elles m'accusent : menteuse, lâche, traître… À leurs yeux je ne suis pas une victime mais un bourreau qui cherche une vengeance personnelle. Révoltée, je repars plus tôt que prévu de Paris. Cependant, mon nouvel objectif me donne de nouveau de l'énergie et de l'espoir.

Après mon rendez-vous avec le conseiller juridique, j'ai tous les éléments en main pour porter plainte. Deux scénarios demeurent possibles suite à une plainte de ma part : soit mon père est convoqué à la gendarmerie pour une procédure d'interrogatoire et la prescription tombe ensuite, soit le procureur de la République me brandit la prescription dans l'instant.

Porter plainte contre mon propre père, c'est reconnaître et admettre qu'il m'a violée et qu'il est un criminel. Et qui pourrait souhaiter avoir un père criminel ? Alors même si je sais qu'il y a prescription et que c'est un acte symbolique, cette démarche est excessivement difficile. De plus mon père mène une carrière publique avec des engagements associatifs. S'il est convoqué à la gendarmerie, c'est prendre le risque d'une fuite, de briser sa carrière et même sa vie ! Tant pis. Désormais, c'est lui ou moi. Je décide de croire en moi, en ma vérité, pour ma vie et celle de mes enfants.

✳ ✳ ✳

Avant de porter plainte, je décide d'offrir à mon père une dernière chance : une confrontation avec ma thérapeute. À ma grande surprise, il accepte et nous prenons date pour la mi-janvier, dans le cabinet de Mme Nicolas à Lyon. Le jour J arrive. Je suis dans un état de stress avancé. Notre rendez-vous est fixé en début d'après-midi et mon père doit faire mille kilomètres dans la journée, rien que pour moi. Je n'en reviens pas !

Je me trouve déjà dans le cabinet avec Mme Nicolas lorsque que nous entendons la sonnette retentir à quatorze heures tapantes. Ma thérapeute va ouvrir la porte et je m'approche de mon père pour lui faire la bise. Nous nous asseyons chacun sur une chaise, à environ un mètre l'un de l'autre, en face du bureau de Mme Nicolas. Celle-ci rappelle l'objet de la confrontation et se tourne ensuite vers mon père. Elle le questionne sur son enfance, la mort de sa mère, sur mon enfance, le départ de ma mère… Pour la première fois, j'entends de sa bouche qu'il a fait le choix d'avoir une vie sociale, et non qu'il s'est sacrifié pour nous, comme il le répète habituellement. Je suis sidérée mais dans mon for intérieur je le remercie de son honnêteté ; ses paroles me libèrent. Cependant, il persiste à nier l'inceste et le viol. Il prend son air à la fois ahuri et abattu habituel : il ne comprend pas ce dont je l'accuse. Il continue à désapprouver mes propos, tout en m'assurant de son affection pour moi.

Cela me rend folle, c'est insupportable. J'ai le cœur qui bat à cent à l'heure, des larmes plein les yeux et ma gorge me serre tellement que j'ai l'impression qu'on me passe une corde autour du cou. Lorsque Mme Nicolas me donne enfin la parole, j'explose littéralement. Impossible de parler calmement. Mes larmes coulent et je hurle ma souffrance, ce calvaire qu'a été mon enfance, ses mensonges à lui au sujet de ma mère et puis la galère de ma vie dont il n'a jamais voulu entendre parler…

Sous mes cris et ma colère, mon père reste placide, impassible, inébranlable. Je finis par me calmer et me pose intérieurement la question : est-ce qu'il ment, est-ce qu'il a véritablement occulté ?

L'entretien dure environ une heure. Mon père doit repartir, son train l'attend. Il serre la main de Mme Nicolas. Moi, je refuse de l'embrasser. Je suis toujours en larmes. Par son attitude, mon père m'oblige à porter plainte contre lui. Je ne le veux pas, mais si je ne le fais pas je crève. Mme Nicolas me serre fort dans ses bras en m'assurant qu'elle me croit et que mon père n'a rien oublié.

Le 1ᵉʳ février 1998, je porte plainte auprès du procureur de la République pour « viol aggravé » et j'envoie le double du courrier à mon père. Seule contre toute ma famille, j'ose briser le mur du silence. C'est comme un voile de mort qui s'envole, un nœud qui se dénoue. Je me libère de l'emprise familiale, je ressuscite...

☀ ☀ ☀

Quinze jours plus tard, je reçois la réponse du procureur. Quelques mots sur une grande feuille blanche : une fin de non-recevoir, la fameuse prescription ! J'avais beau le savoir et m'y attendre, je ne m'imaginais pas une seule seconde à quel point cette réponse formelle de la loi serait violente et destructrice. Après avoir été niées par mon père et toute ma famille, ma parole et mon histoire sont officiellement rejetées par la loi. La lettre me tombe des mains, je suis foudroyée... Marie-Odile n'a pas le droit d'exister !

Comme une abeille
contre la vitre

« Le viol que vous avez vécu n'a jamais existé. Oubliez ! » Voilà ce qu'est venue me signifier la loi, quelques jours auparavant. Mémoire proscrite. Mémoire interdite. Une partie de moi reste décousue et insensée.

Le couperet de la loi m'a laissée en état de choc. Je me sens vide et fatiguée. Je ne parviens plus à mettre de l'ordre dans mes pensées, ni à écrire. Et pourtant ce n'est pas faute d'avoir des choses à dire… Tout se bouscule dans ma tête, je suis de nouveau en proie au chaos. Après des années de reconstruction et de parcours du combattant, je m'effondre. Me voilà réduite à un tas d'os, de chair, de sang. Je n'ai plus de mots, je ne peux plus penser, plus écrire. Je me sens sans réalité, sans identité, réduite à ma seule existence biologique. Que dois-je faire de mon histoire ? L'oublier ? Impossible, je l'ai dans la peau !

Finalement, la découverte d'un kyste à l'ovaire m'oblige à passer une nouvelle fois sur la table d'opération et me cloue au lit pendant plusieurs semaines. Après maintes et maintes tergiversations et grâce à l'éclairage de Mme Nicolas, je choisis de renoncer à l'écriture de mon mémoire de troisième année, ainsi qu'à mon diplôme de travailleur social.

Le monde est fou, le monde est violent, et je suis une écorchée vive. Dans le milieu professionnel et associatif au sein duquel j'évolue, j'en rencontre plein, des gens comme moi, des paumés, des cassés, des brisés de la vie. Je suis en colère contre la société et le monde entier, mais tellement impuissante. Comment changer tout cela ? Avide de réponses et de sens, je cherche, je passe ma vie à chercher à travers les livres… Fin 1998, une opportunité se présente : je suis embauchée comme directrice d'une association qui a pour objectif l'insertion de personnes en précarité sociale et professionnelle. Une occasion en or pour mettre en œuvre mes convictions et mes savoir-faire. Par ailleurs, je trouve une formation universitaire qui donnerait un cadre officiel à ma quête existentielle. Mon nouvel employeur est d'accord pour me laisser la disponibilité nécessaire, à savoir trois jours tous les deux mois. L'organisation reste assez facile, alors je m'engage.

Cette formation universitaire se fonde sur la reconnaissance des savoirs acquis par l'expérience. C'est-à-dire l'école de la vie. Qu'est-ce que la vie m'a appris ? J'en ai à dire, des choses sur le sujet ! Je découvre avec bonheur la pratique des « histoires de vie ». Chacun est invité à relire son parcours à travers un fil rouge, un éclairage nouveau. Dès la première session, je suis enthousiasmée. Pourtant, la première question qui nous est posée me plonge dans l'embarras: « Si vous êtes arrivés jusque-là, c'est que vous vous êtes formés quelque part ? Pouvez-vous repérer dans votre histoire ce qui a été formateur pour vous ? » Je repense à mon enfance, à l'inceste, à mes années d'errance, à la rue, la drogue, l'alcool… Je me retrouve dans une position délicate : ces expériences « déstructurantes » m'ont conduite jusqu'ici aujourd'hui. C'est donc que je les ai transformées, pour en tirer des leçons, des apprentissages. Dois-je prendre le risque d'en parler et d'être vue comme une « déstructurée » ?

Dans le groupe, un temps de parole d'environ une heure et demie est laissé à chaque participant pour retracer sa trajectoire de vie. Je n'ose pas me lancer, je laisse les autres passer avant moi pour voir comment ils s'y prennent, ce qu'ils vont dire. Certains n'hésitent pas à évoquer les maltraitances qu'ils ont subies dans l'enfance pour expliquer leurs choix de vie. Il y a beaucoup d'écoute et de respect dans ce groupe ; malgré tout, j'appréhende mon tour. Cependant, il faut bien que je me présente. J'ai tellement peur d'être jugée, étiquetée, qu'au moment de prendre la parole, je fonds en larmes. Finalement, je parviens à raconter mon parcours sans rien dire de mon histoire.

J'ai tant de questions : pourquoi n'ai-je pas fini « putain » sur les trottoirs de Hambourg ? Pourquoi n'ai-je pas succombé définitivement à l'alcool et à la drogue ? Pourquoi ne suis-je pas devenue clocharde ? Pourquoi est-ce que je ne maltraite pas mes enfants ? Pourquoi n'ai-je pas sombré dans la folie ? Pourquoi ne suis-je pas déjà morte ?

Et puis je lis le livre de Boris Cyrulnik *Un merveilleux malheur*[1], dans lequel ce « psy » aborde pour la première fois le concept de résilience, la capacité à survivre et à se développer positivement, en dépit des drames passés. Comment devenir humain malgré les coups du sort ? Ce livre décrit si bien mon monde intérieur que j'en suis totalement bouleversée. Je suis donc normale, je ne suis pas une extraterrestre ! Mon sujet de recherche est alors tout trouvé : « Comment le récit de vie participe au processus de résilience et de guérison ? »

En juin, je présente donc mon mémoire de première année, ma démarche et ma question de recherche. Je réussis le défi de ne jamais parler de ma réelle implication dans mon sujet, faisant l'inverse de ce que la formation propose au départ. Mais l'exercice devient difficile… Le groupe s'étonne que je ne présente pas mon mémoire à la première personne.

Je dois jouer le jeu, alors je me décide finalement à parler à mes deux formateurs référents. Je ne leur dis pas grand-chose, simplement : « J'ai vécu un inceste… », et l'un après l'autre, ils me répondent : « Ah, je comprends mieux ! » Qu'ai-je fait là ? Mes interlocuteurs deviennent blêmes et m'opposent un silence distant. Puis, ils me signifient que je n'ai pas à parler de mon histoire dans ce lieu de formation, ni dans le groupe, et qu'en aucun cas je ne peux en faire le thème de mon mémoire. En clair, je suis, une fois de plus, interdite de parole.

---

1. Éditions Odile Jacob, 2002.

Cet entretien est un véritable coup de massue ! Et je me retrouve à nouveau dans l'impossibilité de m'exprimer autrement qu'en pleurant. Ma réaction me vaut une petite phrase assassine de plus : « Tu vois bien dans quel état cela te met, tu es trop fragile, intègre un groupe de thérapie ! » Mais si j'étais si fragile que cela, je serais morte depuis bien longtemps déjà !

Ce que j'avais craint est arrivé. J'ai pris le risque de parler et je suis encore une fois étiquetée, condamnée même, comme si avoir vécu l'inceste faisait de moi quelqu'un de « foutu ». Aucun moyen de s'en sortir, peine perdue ! Et si par bonheur vous vous en sortez quand même, ce n'est pas concevable, il doit y avoir anguille sous roche. Attention danger, vous n'êtes pas normale…

Après une quinzaine de jours, durant lesquels j'ai pris du recul, j'envoie un courrier à mes formateurs en leur demandant de clarifier leur position. Aucune réponse de leur part… C'est violent, très violent. Je suis submergée par un sentiment de colère, mêlée de honte et d'humiliation. Ils sont venus chercher une parole qu'ils ne sont pas capables d'entendre et c'est moi qui en fais les frais !

Je téléphone alors à l'un de mes formateurs pour lui faire part de ma décision : « J'arrête ! Vous avez certainement raison, c'est trop violent pour moi. » Et je pars, presque en m'excusant.

Comment dois-je m'y prendre pour faire exister mon histoire ailleurs que dans le cabinet secret d'un « psy » ?

✱ ✱ ✱

Je n'ai plus qu'une idée en tête : écrire. Écrire pour me souvenir, écrire pour savoir et comprendre, écrire pour transmettre, témoigner et exister.

J'ai trente-six ans. J'habite toujours au « Domaine de la terre », où j'ai emménagé depuis la naissance de Chloé. Ce quartier, qui a des airs de petit village, rassemble plusieurs maisons en terre crue. La mienne, la plus grande et la plus haute, est construite tout en hauteur. Au rez-de-chaussée se trouve un très grand séjour avec une mezzanine. À côté, une cuisine et, au-dessus de celle-ci, une chambre. Au-dessus de cette chambre, encore une chambre, et encore au-dessus, une autre chambre... En fait c'est une tour ! En emménageant dans cette maison, j'ai reconstitué l'univers de mon enfance : j'habite dans la tour du château du domaine de la terre. Du haut de la colline, par la fenêtre de ma chambre, j'ai une vue imprenable sur l'horizon. Je surplombe le monde. Princesse, ô princesse, ne vois-tu rien venir ?

Depuis la naissance de Chloé, cinq ans plus tôt, je me suis repliée sur moi-même et isolée du monde. Je n'ai plus d'homme dans ma vie. Plus d'homme et plus de désir non plus. Mais j'attends désespérément le prince charmant, celui qui saura trouver la clé, celle que j'ai bien peur d'avoir moi-même perdue. Craintive, je me suis rendue inaccessible. Cette maison est devenue ma forteresse, mais aussi ma prison. Toute ma vie, j'ai vécu à travers le regard et le jugement des autres, cherchant à satisfaire leurs désirs et leurs besoins au détriment des miens. J'ai toujours eu besoin de béquilles pour avancer.

Voilà ce que mon père et ma mère ont fait de moi : une personne soumise et dépendante, un pantin de bois. Mais je ne veux plus de tout cela. Je suis « fermée pour réparation ».

Cloîtrée dans ma bulle, murée dans ma tour, je me sens comme une abeille contre la vitre. Je vois tout, je perçois tout, mais je me cogne au monde… Impossible d'entrer, d'y prendre part… Comment briser la vitre ?

* * *

Pour faire face à mon impuissance, je n'hésite pas à aller chercher dans d'autres cultures ce que la mienne ne m'offre pas. Je découvre ainsi, à travers mes lectures, les traditions africaine, maya, toltèque, indienne et le chamanisme, ses rites de guérison, sa philosophie de vie… Je m'en inspire pour expérimenter des choses, aussi délirantes soient-elles.

C'est ainsi que je crée Pimprenelle, une grande poupée en chiffon, habillée de dentelles. Elle représente mon enfant intérieur : petite fille sage et fragile mais aussi princesse blessée et meurtrie… Je suis résolue à m'occuper d'elle ! Je ne laisserai plus quiconque lui faire du mal. Je la prends dans mes bras, lui parle, la câline. Parfois, elle me révèle des choses incroyables. Elle dort même avec moi…Cela me fait doucement rire. Quiconque me verrait faire cela, me prendrait pour une cinglée. Je m'en fous ! À moi, cela me fait du bien. J'ai trouvé l'art et la manière de dialoguer avec mon inconscient !

* * *

Je me suis longtemps trouvée bloquée devant ma page blanche, puis mes mains se sont mises à taper sur le clavier de l'ordinateur. J'écris un peu, chaque jour, des périodes de mon histoire. Mon rêve serait d'en faire un livre, mais pour l'instant je n'en suis pas là ! J'écris mon histoire, brute de décoffrage.

Passant de la rage au désespoir, du désespoir aux crises de larmes, des crises de larmes aux crises de rire, je me plonge dans l'écriture comme dans le puits sans fond de ma mémoire… L'immersion est à double tranchant. Je me libère mais tout s'écroule. Les illusions, les mensonges, les mythes et les histoires que je me suis inventés pour survivre.

Accepter s'avère difficile, très difficile. Le doute s'immisce de nouveau : « Ce n'est pas possible, je délire, j'ai dû en rajouter quelque part ! » Alors je lis et relis, mais c'est pourtant bien la réalité, toute simple, toute crue, toute nue. J'ai vécu dans le chaos et la violence… Ma vie est un non-sens, un bordel épouvantable. Je le sais depuis longtemps, mais, déployée sur le papier, cette vérité prend corps, et me saute à la figure !

Contrainte d'adhérer à la version officielle reléguée par mon père et toute la famille, j'avais fini par y croire : nous avions vécu une enfance banale, voire heureuse, auprès d'un père courageux qui s'était dévoué à ses enfants et sacrifié pour eux. Mais la version qui s'étale sous mes yeux sur le papier est tout autre, même si ma famille n'a jamais voulu la croire. À travers l'écriture, je me relie à cette réalité que j'intègre peu à peu : « Oui, c'est bien moi qui ai vécu cela ! »

Au fil du temps qui passe, je sens en moi comme une énergie qui s'incarne et s'enracine.

Créer pour résister

Je termine la lecture du *Sang des mots*[1]. J'ai trouvé cet ouvrage d'Éva Thomas, fondatrice de SOS Inceste à Grenoble, par hasard, en errant dans les rayons de la FNAC. Mme Nicolas m'en avait déjà parlé. Pourquoi ne l'ai-je pas lu avant ? Je fais avec ce livre une découverte absolument hallucinante : l'interdit de l'inceste ne figure pas dans la loi française !

Notre Code civil interdit les mariages entre les parents proches, c'est-à-dire entre une mère ou un père et son enfant, entre frère et sœur, entre oncle et nièce ou tante et neveu… Mais contrairement à l'interdit du meurtre, l'interdit de l'inceste n'est pas inscrit dans le Code pénal français. D'ailleurs, le terme « inceste » ne figure dans aucun des deux codes, qu'il soit civil ou pénal ! Je n'en reviens pas ! Le Code pénal parle de viol, de circonstances aggravantes, mais il ne définit pas l'inceste comme viol en soi.

Je ressasse tout cela, relis plusieurs fois les mêmes passages. Incroyable, cet interdit fondateur de l'identité humaine n'est pas inscrit dans la loi ! Et ce n'est pas tout : à cela vient s'ajouter le problème de la prescription. La loi permet aux

© Groupe Eyrolles

---

1. Thomas Éva, *Le Sang des mots*, Desclée de Brouwer, 2004.

mineurs de porter plainte pour atteinte sexuelle dans la limite de trois ans après la majorité, soit jusqu'à vingt et un ans. Pour l'agression et le viol, la loi accorde jusqu'à dix ans après la majorité, soit jusqu'à vingt-huit ans[1]. Après ces délais, la plainte n'est plus possible. Ce qui veut dire que la victime s'entend dire par la loi : « *Votre histoire est prescrite, elle ne peut plus être entendue ni jugée par la loi, vous n'avez plus le droit d'en parler publiquement.* »

La lecture de ce livre-témoignage ravive ma colère : la loi est injuste et révoltante ! Mais le fait de savoir que je ne suis pas la seule concernée, que d'autres vivent et ont vécu le même calvaire que moi me procure un sentiment de « normalité ». Je me sens appartenir à un groupe, solidaire d'une cause.

En 1989, Éva Thomas est la première femme à témoigner de son histoire d'inceste dans son livre *Le Viol du silence*. Suite à la publication de son ouvrage, elle apparaît à visage découvert à la télévision et dans les journaux, créant un véritable mouvement social et la mobilisation d'autres victimes. Elle est alors « hors-la-loi ». Le cas qu'elle relate dans son livre est terrifiant : « *C. a parlé à la télévision des viols incestueux subis dans l'enfance, elle en a parlé sans donner son nom, ni le lieu. […] Son père a porté plainte pour diffamation et maintenant C. est là, assise au banc des accusées, c'est elle la "prévenue" et son père a le droit de l'attaquer et de demander des dommages et intérêts.* » Crime prescrit, parole proscrite ! La victime doit choisir entre

---

1. Depuis 2004, le délai de prescription est passé à dix ans après la majorité pour l'atteinte sexuelle et à vingt ans après la majorité pour le viol.

parler et devenir hors-la-loi ou ne pas parler et être condamnée à une non-existence. Parce que la vérité enfreint la loi, en parlant, la victime devient « l'agresseur » passible de sanctions. Comment se reconstruire dans ces conditions ?

Profondément révoltée, je m'empresse de contacter l'association de victimes d'inceste à Grenoble, et m'inscris au groupe de parole qui se déroule une fois par mois. Aussi surprenant que cela puisse paraître, jamais jusque-là il ne m'était venu à l'esprit d'aller vers une association de victimes. Comment aurais-je pu ? Je me sentais coupable !

En parallèle, je mène mon enquête et m'informe auprès de diverses associations d'aide aux victimes d'inceste. Je ne trouve que deux autres associations spécialisées dans ce domaine, toutes deux issues de SOS Inceste Grenoble et situées respectivement à Clermont-Ferrand et Nantes. Le sujet est tellement tabou que c'est le vide le plus complet en termes d'aide aux victimes. Quels sont les repères proposés par notre société ? Pas de loi, pas de lieu d'accueil, pas de formation pour les professionnels mais plutôt des thérapies assassines et des victimes « mangées à la sauce freudienne », à qui l'on fait croire que fantasme et réalité sont la même chose !

J'ai l'impression de sortir d'une léthargie profonde en comprenant soudainement et avec force que l'interdit de parler et la confusion se trouvent au sein même de notre société !

✴ ✴ ✴

Lucile et moi sommes toujours très proches. Au sens propre comme au figuré, car elle a emménagé dans mon quartier et habite dorénavant à deux pas de chez moi. Je lui fais lire ce que j'écris ; elle me donne son avis, me soutient et m'encourage. Je partage tout avec elle. Mes découvertes, mes coups de gueule, mes tristesses, mes joies… Nous partons parfois ensemble en week-end ou en vacances avec nos enfants.

Pleinement solidaire de ma quête, Lucile crée avec moi et l'aide de deux autres amies une association pour les victimes d'inceste. Surmontant les résistances locales, nous nous faisons doucement mais sûrement connaître, notamment par le biais des gendarmeries qui trouvent géniale cette initiative. Elles sont elles-mêmes confrontées quotidiennement à des victimes qui portent plainte ou viennent tout simplement se renseigner, sans vraiment savoir ce qu'il faut faire.

C'est ainsi que se forme notre groupe de parole que j'anime une fois par mois.

✳ ✳ ✳

Le partage avec ces personnes victimes d'inceste éveille chez moi une créativité inattendue. À défaut de pouvoir continuer la danse – à cause d'un genou défectueux –, j'ai ressorti ma vieille guitare depuis quelques mois déjà et me suis investie de plus belle dans la musique et la chanson. Mais c'est lorsque je rencontre Océane que j'écris et compose ma première chanson. Son histoire me bouleverse tellement que les mots sortent tout seuls et la mélodie avec. Voyant le bien que cela lui procure lorsque je la lui chante, j'enregistre la chanson sur une cassette et la lui offre.

Quand la vie s'emmêle
Dans une toile de haine
Quand la peine est telle
Que la folie t'emmène
Quand le corps s'endort
Comme si il était mort
Quand monts et merveilles
Tout disparaît dehors

Comme une abeille contre la vitre
Tu te cognes au monde
Besoin d'amour ou mélancolique ?
Tu ne le sais plus vraiment

Tu cries, tu appelles
Mais à quoi bon hurler ?
Le silence est sourd
Les mots restent muets
Dans ces Limbes obscurs
Le réel s'en est allé
Mensonge ou vérité
Le monde s'est inversé

Comme une abeille contre la vitre
Tu te cognes au monde
Est-ce délire ou réalité ?
Tu ne le sais plus vraiment

129

Voile déchiré, souillé
Ton intime est dénudé
Ton cri s'est figé
La vie s'est engluée
Ton désespoir murmure
Ton secret profané
Ta chair exhibée
Ta mémoire écartelée

Comme une abeille contre la vitre
Tu te cognes au monde
Dois-tu lutter contre l'oubli ?
Tu ne le sais plus vraiment

Tu marches sur ton fil
Tu évites de tomber
Mais lasse et fatiguée
Tu voudrais bien sombrer
La Mort ou la folie
Qu'importe l'arrivée
Honteuse et coupable
Pourquoi donc résister ?

Comme une abeille contre la vitre
Tu te cognes au monde
Dois-tu te battre pour exister ?
Tu ne le sais plus vraiment…
Mourir rester vivant ?

Rien ne reste immobile
Je t'en prie ne sombre pas
Le silence est fragile
Brise-le, je crois en toi…
De tes lambeaux de haine
Tu peux tisser un drap de soie
Dans ce voilage de reine
Tu peux naître une nouvelle fois

Petite abeille brise la vitre
Entre dans le monde
Brise la vitre, brise-la vite
Réinvente ta loi
L'espoir est toujours là
L'espoir est toujours là…

Depuis, les mots ne cessent de fleurir. Les chansons s'enchaînent et j'en compte bientôt une vingtaine à mon répertoire. Je chante. Moi qui ne pouvais pas parler, je chante ! Et tous ces mots que je chante comme une délivrance éclairent une histoire commune, libèrent du silence et donnent de l'espoir.

* * *

Après deux ans de bons et loyaux services, j'ai quitté mon dernier employeur et, depuis, je suis de nouveau en formation ! Aujourd'hui je m'installe à mon compte en tant que « coach » de vie. Je quitte mon château miniature pour emménager dans un appartement plus grand car j'ai besoin d'un bureau pour travailler et recevoir de la clientèle.

Le groupe de parole que j'anime a pris de l'ampleur. J'ai créé un site internet pour communiquer sur mes activités, car désormais j'organise des ateliers d'écriture et des cycles de conférences avec des auteurs qui ont écrit sur le thème de la violence, de l'inceste, des secrets de famille, de la parentalité…

De plus en plus passionnée par l'expression artistique, je m'engage par ailleurs dans le conseil d'administration d'une association locale qui monte des événements artistiques et culturels. Je rencontre des artistes, des créateurs… Je me sens comme un poisson dans l'eau. Moi-même je crée beaucoup. Je rénove des objets et des vieux meubles en les recouvrant avec du papier artisanal, des perles, des plumes… Toujours à la recherche de vieilleries que je transforme, je continue à créer des vêtements, en mélangeant des vieux bouts de tissus avec des morceaux d'étoffes flambant neufs.

Dans le cadre de ma formation, je travaille l'écriture de mon récit de vie pour en faire une histoire « socialisable ». C'est un véritable exercice de sculpture, où à partir du récit brut j'effectue des coupes franches, des couper/copier/coller et des synthèses. Le corps du texte ainsi créé me donne la sensation jubilatoire de tisser un voile d'intime autour de moi. Je fais avec l'écriture ce que je fais avec les tissus et avec ma vie : un patchwork.

* * *

Nouvelle lecture, nouveau choc. Marie-Pierre Porchy est juge d'instruction au tribunal de grande instance de Lyon. Dans son livre[1], elle explique comment, face à cette délinquance ordinaire qu'est l'inceste, la loi n'offre qu'un silence coupable en ne posant pas les interdits fondamentaux. Il existe bien une loi contre le viol, mais elle est la même pour une femme violée par un inconnu que pour un enfant violé par un parent. L'enfant, tout comme la femme, devra prouver qu'il y a eu violence, menace, contrainte ou surprise. Si ces éléments constitutifs ne sont pas réunis, l'enfant est jugé consentant ; la pénétration sexuelle sera qualifiée d'atteinte ou d'agression sexuelle, et non de viol. L'affaire sera alors jugée comme un simple délit et non comme un crime ! Bien entendu, l'enfant a le droit de s'en plaindre et des peines sont prévues pour l'agresseur. Mais aux yeux de la loi, l'enfant est reconnu consentant, c'est-à-dire coupable de n'avoir pas su dire non ! Écrites par une femme de loi, les choses prennent une autre envergure.

Quelques jours plus tard, comme chaque mois, je reçois dans ma boîte aux lettres la revue du conseil général. À l'intérieur, je découvre un article sur les violences sexuelles exercées sur les enfants : le conseil général se vante d'avoir financé un spectacle pédagogique dont l'objectif est de faire de la prévention auprès des enfants. Cela me met dans une colère noire. Comment, à travers des actions dites de prévention, peut-on

---

1. Porchy Marie-Pierre, *Les Silences de la loi, Un juge face à l'inceste*, Hachette, 2003.

demander à un enfant de dire non à un adulte dont il est totalement dépendant ? Comment aurais-je pu dire non, moi ? Abandonnée par ma mère, j'étais terrifiée d'être abandonnée encore une fois par mon père et de me retrouver à la DDASS. Ma survie était en jeu. Non seulement je n'ai pas pu dire non, mais mon père m'a extorqué un « oui », qui m'a mise dans une position de faute et de culpabilité renforcée.

Est-ce à l'enfant de refuser un acte sexuel avec un adulte « pervers » ? Est-ce à lui de comprendre qu'il en va de sa construction psychique personnelle ? Les enfants devraient-ils avoir peur de leurs parents ?

Pourquoi n'existe-t-il pas des actions de prévention auprès des adultes, des parents ? Qui est l'adulte, qui doit poser les limites ? J'ai la sensation que cette société fonctionne à l'envers… et je me sens bouillir à l'intérieur.

* * *

La violence invisible, subtile et insidieuse dont j'ai fait les frais va bien au-delà du seul acte de pénétration sexuelle, et mon expérience des groupes de parole me le confirme. J'ai envie de clamer au monde entier que mon père n'est pas le seul coupable mais qu'il s'agit d'un véritable système d'emprise familiale, culturelle, sociale !

Au fil des mois qui suivent, je crée un spectacle pédagogique pour adultes sur les frontières de l'inceste et la fonction parentale.

Pimprenelle, ma poupée géante, est avec moi sur scène et joue le rôle de ma fille. Mais il y a aussi « mère lune » et « père soleil » à nos côtés et, dans un scénario où je mêle quelques chansons, je réponds à toutes ces questions tellement taboues : c'est quoi finalement, l'interdit de l'inceste ? D'où ça vient, à quoi ça sert ? Comment ça fonctionne dans le quotidien ? Où se situent les limites ? Que se passe-t-il lorsqu'elles sont transgressées ? Comment sortir de la souffrance, comment se reconstruire ?

J'ai un trac phénoménal. Je ne suis ni comédienne ni chanteuse professionnelle. Il va me falloir apprendre sur le tas ! Je donne d'abord des représentations chez moi, avec un public d'amis, puis avec les amis de mes amis. Très rapidement, l'effet boule de neige me propulse et je joue, chante, transmettant ce que ma vie m'a appris dans des soirées organisées par des particuliers.

Peu à peu, je rencontre des artistes qui, touchés par ce que je fais, m'accompagnent tour à tour sur scène avec leurs instruments de prédilection – piano, accordéon, guitare.

Voir avec le cœur

Ma formation se termine et je dois me rendre à la dernière session de cours, à Nantes. Après le petit déjeuner, je prépare ma valise. Mon train est à quatorze heures, j'ai tout mon temps. Alors que je ramasse quelques livres posés sur le sol de mon bureau, je ressens une violente déchirure dans le bas du dos. Je tente de me redresser lentement, mais je ne peux pas. J'ai trop mal, je m'écroule.

Je suis désespérée. Je dois absolument me rendre à Nantes et je suis là, paralysée sur le sol. Je suis régulièrement sujette à des crises de lumbago. Dans ces moments-là, rien d'autre à faire que de rester clouée au lit pendant trois ou quatre jours. J'ai bien une ceinture dorsale, mais je sens que la douleur est trop violente. Je ne pourrai pas tenir debout et encore moins porter une valise ! Je décide de ramper jusqu'à mon lit. Pas facile, il est au premier étage ! Je pleure, je crie, je rage mais j'arrive à me hisser jusqu'en haut des escaliers, là où se trouve la salle de bains. Un bain, voilà ce qu'il me faut !

Je me traîne jusqu'à la baignoire, ouvre les robinets tant bien que mal et, dans un dernier cri, enjambe le rebord pour me glisser dans l'eau. Ouf ! Je ferme les yeux et essaye de détendre le bas de mon dos.

Tout à coup, des images étranges apparaissent, comme si je faisais un rêve éveillé. Je suis là, enveloppée dans l'eau chaude de mon bain, mais en même temps je suis allongée sur le sable aride d'un désert sans fin. D'étranges personnages apparaissent et se dirigent vers moi. Ils sont petits, squelettiques, voûtés... Leurs yeux sont globuleux et leurs bras tellement longs que leurs mains traînent sur le sol derrière eux. Les quelques poils sur leurs crânes chauves et leurs corps brûlés par le soleil leur donnent l'air d'arriver tout droit de l'enfer. Ils ne sont plus qu'à quelques mètres de moi, avides, la langue pendante et dégoulinante de salive.

Je suis prise d'inquiétude, mon cœur commence à s'emballer. Tout cela a l'air si vrai ! Mais je garde les yeux fermés. Une intuition viscérale me dicte de ne rien faire. « Lâche ! » me dit-elle. Je vois bien que ces monstres vont se jeter sur moi, mais je dois les laisser faire. Pire encore, je dois leur offrir ma chair et mon sang. J'écoute, je lâche, lâche... Je pressens que quelque chose de très important est en train de se passer. Je sens mon corps devenir flottant dans la baignoire. Les traits de mon visage sont totalement détendus. Je suis dans un lâcher prise total.

Je vis cette scène comme une initiation. Aucune parole, aucun mot, c'est comme si quelqu'un parlait directement à mon âme. Je comprends tout. Ces êtres infâmes ne sont pas là pour me dévorer, bien au contraire : ce sont des nettoyeurs. Ils se vautrent sur moi avec acharnement, me dépouillent de mes lambeaux, arrachent mes vieilles peaux... Mon corps et mon cœur sont totalement à leur merci… Mais ma tête, elle, sait bien que je suis dans ma salle de bains.

Je suis là et là-bas en même temps. Mes paupières restent closes, collées. Je me sens légère et flottante comme une bulle de savon et, en même temps, lourde comme une pierre tombale. Les nettoyeurs ont fini leur œuvre.

Je suis prête pour la rencontre. Vide, dépouillée de tout, totalement nue… Je me lève. Les nettoyeurs s'agglutinent autour de moi, m'aiguillant vers ma destination. Fragile et fébrile à la fois, je m'avance dans le silence de ce désert sans fin. Je sais que je vais rencontrer quelqu'un. Soudain, je perçois une très forte présence. Tout mon corps tremble. Je suis envahie par un immense vertige, une puissance extraordinaire qui me traverse et me dépasse. Comme un immense soleil qui se lève à l'horizon, une énergie lumineuse remplit l'espace devant moi. Je ressens quelque chose de plutôt féminin, plein de compassion, d'amour et de tendresse. Pas besoin d'image, pas besoin de mot, pas besoin de son, pour comprendre ce qu'elle a à me dire. Mes yeux et mes oreilles ne me servent plus à rien ! Elle s'adresse directement à mon cœur, à mon âme, aux cellules de mon corps. Foudroyée, je me plie, je m'agenouille… Impuissante et désemparée, je baisse la tête et la salue du fin fond de ma terre.

Les images s'estompent. Mes paupières se décollent. L'eau de mon bain est complètement froide ! Combien de temps s'est-il écoulé ? Mon dos touche de nouveau le fond de la baignoire.

Je m'assois. La douleur n'est plus là. Je me lève, me remue dans tous les sens. Plus rien ! Je ne cherche pas à comprendre. Je ris.

Cette expérience mystique m'ébranle au plus profond de moi. Je me sens touchée par la grâce, comme si mon cœur s'était grand ouvert pour ne plus se refermer.

Le message que je reçois est tout simple : « Arrête de vivre dans ta tête, Mary, arrête de passer ta vie en formation, ose vivre ta vie, ouvre ton cœur, réalise tes rêves ! »… Mais je comprends par-dessus tout que ce n'est pas un mémoire de formation que je dois écrire, c'est un livre. Mon livre !

Je finis de préparer ma valise et je pars à Nantes pour leur annoncer la bonne nouvelle. Je ne ferai plus jamais de crise de lumbago.

✱ ✱ ✱

Je passe tout l'été à écrire mon manuscrit que j'intitule : *L'Inceste, de l'autre côté du miroir*. J'y mêle récit autobiographique et théorie sur l'inceste. Fin août, je me mets en quête d'un éditeur…

Ma mère a accepté de lire mes écrits. Elle est secouée, mais accueille ce « bébé » tant rêvé et attendu. Mes rapports avec elle se sont apaisés. Elle s'est remariée depuis quelques années avec un homme de son âge, enfin ! Cependant, elle se débat toujours dans des relations tumultueuses avec ses enfants, qui sont désormais tous devenus parents. La blessure de son départ vécu comme un abandon est encore bien présente dans la famille.

✳ ✳ ✳

Une nuit de novembre, le téléphone sonne. C'est ma mère. Elle est en larmes. Un drame s'est produit. Les enfants de ma sœur – la troisième de la fratrie – sont morts dans un accident de voiture alors qu'ils rentraient des vacances passées avec leur père. Ils avaient sept et dix ans.

Je finis ma nuit en pleurant, sans arriver à intégrer ce qui vient de se passer. Ce n'est pas vrai, c'est un cauchemar, je vais me réveiller. Le lendemain, malgré les dissensions existantes et le peu de relations que j'entretiens avec mes frères et sœurs, je les appelle. Sans hésiter, je leur annonce que je serai présente à l'enterrement. J'ai refusé jusqu'à présent les réunions familiales, les réunions festives, mais là c'est bien différent.

Que la vie est cruelle ! La famille sera au complet pour la première fois depuis au moins trente ans. La date de l'enterrement ayant été fixée, je pars en voiture avec les enfants, ma mère ayant déjà pris un train. Après un long voyage, j'arrive chez ma sœur. Devant le portail, j'aperçois mon père. Il s'avance vers moi. Il est en larmes. Je fais quelques pas vers lui, puis je le serre dans mes bras et je pleure avec lui. Comment aurais-je pu imaginer une telle chose ? Je n'éprouve aucune rancœur, aucune arrière-pensée, seulement une vraie compassion. Je retrouve ensuite mes frères et sœurs. Nous sommes unis, tous solidaires. Aucune dispute ni aucun conflit ne viendra entacher la cérémonie. Nous chantons ensemble, les sanglots dans la gorge, au cœur de l'église, pour nos deux petits anges disparus.

De retour à la maison, je me sens totalement ébranlée et m'interroge de nouveau sur le sens de ma vie, de la vie en général. Je passe de longues heures dans la forêt ou assise au bord de l'eau. Je respire la nature et goûte le souffle du vent. Finalement, la vie vaut-elle la peine d'être vécue sans Amour ? L'Amour avec un grand A, celui qui ne juge pas, celui qui ne possède pas, celui qui ne condamne pas, qui n'enferme pas. Je sens au plus profond de moi cet Amour. Je me sens libérée.

Je comprends avec mon cœur, avec mon âme que le pardon ne se donne pas, il se reçoit. Le pardon est là. Je ne l'ai pas choisi, pas décidé. Ce cadeau s'offre à moi, tel l'aboutissement de tout le chemin parcouru : je suis et je sais qui je suis.

✷ ✷ ✷

Julien a dix-huit ans, Manon quatorze et Chloé a fêté, il y a quelques mois, ses dix ans en toute innocence. L'histoire ne s'est pas répétée. Je me sens libérée et enfin autorisée à vivre une vie de femme.

J'accepte de me mettre en danger. À la façon d'une amazone, j'entre dans le monde et m'ouvre à l'inconnu, ainsi qu'à tout ce qui m'entoure. La vitre s'est brisée. Peu à peu, je sors de ma bulle et m'ouvre de nouveau à la rencontre avec l'autre sexe. Mon désir s'est réveillé. Doucement, je pars à la découverte de mon corps désirant et désiré. Je n'ai plus besoin d'obscurité, de drogues ou d'alcool pour avoir des relations sexuelles. La petite fille sage et blessée fait place à la femme sauvage, guerrière et créatrice.

Je me sens « réparée », en état de marche. Je ne fais plus ni insomnies ni crises de tétanie. Quant à mes vomissements, ils ont totalement disparu. Mes intestins se portent bien, je ne bois plus d'alcool, je ne fume plus et ne prends plus aucun médicament. Lorsque je suis malade, je me soigne tant que faire se peut par des méthodes naturelles.

J'ai simplement besoin de réapprendre à marcher seule, sans béquilles, en me faisant confiance. C'est ce que j'ai commencé à faire à travers la fondation de mon association, mes chansons, et maintenant avec l'écriture de mon livre…

La princesse a besoin d'un nouveau nom

Je veux et j'exige que l'on m'appelle mademoiselle ! Je ne suis pas la femme de mon père, je suis sa fille ! Les gens croient être polis ou respectueux, mais moi je ne supporte plus d'être dénommée madame.

Mon père s'appelle monsieur X. Et sous prétexte que j'ai des enfants, les gens, les administrations m'appellent madame X ! Mais madame X, c'est la femme de mon père, ce n'est pas moi. Les gens devraient pourtant bien savoir que ce terme de madame introduit un nom de femme mariée. Une jeune fille devient madame lorsqu'elle prend le nom de son époux !

Je ne suis pas mariée avec mon père. J'en ai assez, ça suffit. J'étouffe sous ce nom-là, il me colle à la peau comme de la poisse !

* * *

Depuis 1998, en réaction à la prescription, je me fais de nouveau appeler Mary. Marie-Odile n'a plus droit de cité. Mais après mon prénom, voici qu'aujourd'hui c'est mon nom qui devient le problème central de mon existence.

J'anime des groupes de parole pour victimes d'inceste, je présente un spectacle pédagogique et j'ai écrit un article dans une revue sur ce même sujet ; bientôt ce sera mon livre qui paraîtra… Mais voilà, œuvrer socialement sous ma véritable identité me met « hors-la-loi ». Celle-ci m'interdit en effet de parler à visage découvert ou d'écrire mon histoire avec mon patronyme de naissance. C'est-à-dire le nom de mon père. Je trouve cela extrêmement injuste : non seulement j'ai été victime d'un viol, mais de plus je dois mentir, me cacher, dissimuler ma véritable identité pour ne pas révéler la sienne et tout cela sous peine d'être condamnée pour diffamation. Mon nom me bâillonne, m'emprisonne, m'empêche d'exister socialement et d'être porteur de ma vérité. Mon nom me rend malade, pire il me rend folle !

Sans la reconnaissance de la loi c'est comme s'il me manquait un bout de moi, un bout de mon identité. Le nom de mon père fait donc de moi une « hors-la-loi ». J'ai besoin d'un nom qui me permette de vivre en toute légalité et en paix avec mon histoire.

J'ai déjà envisagé de prendre le nom de ma mère. Mais un détail non négligeable est venu entraver toute tentative de requête. Les circonstances de la vie ont voulu que mes trois enfants portent mon nom. Ainsi, si je change mon nom, je change le leur. Au regard de la loi, c'est seulement à partir de l'âge de treize ans qu'ils peuvent décider de garder ou non leur nom de naissance. La réaction de Julien est très juste sur ce point : « Si tu changes ton nom et que nous gardons le nôtre, on ne portera ni le nom du père ni le nom de la mère et on sera comme des enfants abandonnés. » Il a raison, c'est l'identité familiale qui est en jeu, plus seulement la mienne.

Je tourne en rond, mais devant trouver une solution, j'opte pour le pseudonyme. Et tant qu'à faire, un pseudonyme qui a du sens : Mary ODILE. Comme pour les enfants trouvés, je fais de mon prénom mon patronyme, en effaçant le trait d'union d'origine.

Cependant, un pseudonyme reste un faux nom, alors je me renseigne pour faire changer mon prénom et inscrire Mary dans mon état civil. Je sais que beaucoup de victimes d'inceste ont recours à cette procédure.

* * *

En février 2006, je reçois la réponse positive d'un éditeur. Je saute de joie.

Mon livre *L'Inceste, de l'autre côté du miroir* sort en septembre 2006. Pendant trois mois au moins après sa publication, j'attends avec angoisse que tombe le couperet de la loi : « Stop, vous n'avez pas le droit de parler d'un crime prescrit ! »

J'ai de bonnes raisons d'avoir peur. D'une part, j'ai reçu des menaces au sein de ma famille, et d'autre part, pour la promotion de mon livre je présente toujours mes spectacles pédagogiques. Et bien entendu, je ne les fais pas avec une cagoule sur la tête ! Mon pseudo me serait vraiment utile si je restais tapie chez moi. Or, j'ai besoin de transmettre mon histoire et de vivre socialement avec elle.

Étrangement, rien ne se passe. Mon livre et mon spectacle sont très bien accueillis. Je reçois des courriers de remerciements… et je remplis parfois des salles de quarante personnes.

✶ ✶ ✶

Manon vit depuis quelques mois avec son père. Julien a lui aussi quitté la maison pour s'installer dans une chambre d'étudiant. Il poursuit ses études et a besoin de son indépendance. Je me retrouve seule avec Chloé. L'« accouchement » de mon livre, le départ des enfants… je ressens soudain un grand vide. Concrètement, la maison est devenue trop grande. Peut-être devrais-je encore déménager ? En attendant, je fais le ménage dans ma vie et mes relations. Je me débarrasse de ma bibliothèque, des centaines de livres dont je n'ai plus besoin. Je mets un terme à des amitiés qui ne me nourrissent plus. Je fais le tri dans mes vêtements, mes papiers. Je classe, je jette, je me recentre sur l'essentiel.

J'avance, timide, vers une grande page blanche où tout reste à écrire… Désormais, je fais le choix de vivre et mon maître mot devient « aimer ». C'est alors que j'entends parler de Laurent.

Il est guitariste et possède, en outre, le matériel nécessaire pour faire des enregistrements audio. « Peut-être pourra-t-il t'aider à enregistrer un CD ? » me glisse-t-on un jour lors d'un de mes spectacles.

Ses coordonnées en poche, je me décide à le contacter. Effectivement, Laurent m'aide. Nous enregistrons ensemble une maquette audio de mes chansons et ne nous quittons plus. Musicien talentueux, il devient mon compagnon sur la scène comme dans la vie.

Créer un couple est un véritable défi pour moi. Pas question de répéter l'histoire ! Je ne veux plus de relation passionnelle ni de dépendance affective. J'ai besoin de tendresse, de dialogue, de communication. Et fort heureusement, Laurent est sur la même longueur d'onde que moi. Nous avons eu chacun notre lot de misère dans la vie et nous sommes très attentifs, à l'écoute l'un de l'autre. Notre relation est à la fois douce, forte et créative.

Malgré tout le bonheur que je partage avec lui, je suis toujours empêtrée dans mes histoires d'identité. Mon nom me pèse. Mon état civil de naissance est comme une peau morte, une coquille vide. Je le traîne comme un boulet !

Des actes tout simples de la vie quotidienne deviennent un vrai calvaire. Me rendre chez le médecin par exemple, car la feuille de soins et les ordonnances sont forcément établies à mon nom de naissance. Concernant mes contrats de travail, c'est la même chose, et je ne veux plus les signer sous le nom d'une morte vivante.

✳ ✳ ✳

Laurent m'offre alors de prendre son nom, Genty. Après mûre réflexion, moi, la femme libre et indépendante, j'accepte de l'épouser ! Ne porte-t-on pas toujours le nom d'un autre, finalement ?

Dans le même temps, j'entame ma requête auprès du juge des affaires familiales pour devenir légalement Mary. Il me faut pour cela justifier de l'utilisation constante de ce prénom depuis au moins cinq années et invoquer des « raisons légitimes ». Or, Mary est le prénom qui figure sur presque tous mes papiers administratifs… Sauf ceux de la Sécurité sociale. Je peux également obtenir des attestations de témoignage datant d'au moins quinze ans. Quant à la raison, je sais que l'inceste fait cas de jurisprudence.

Si la loi accepte mon changement de prénom avec les motifs invoqués, ce sera alors une forme de reconnaissance sociale des violences subies et de mon histoire. J'attends beaucoup de cette procédure et me donne tous les moyens pour arriver à mes fins. Je contacte ainsi une avocate qui a l'habitude de ce genre d'affaires. Je vais la voir avec mon livre sous le bras ; il sera joint à ma requête. En attendant, je me laisse bercer par cette nouvelle identité que la vie me propose : Mary Genty.

✳ ✳ ✳

Dix-huit mois après notre rencontre, nous emménageons tous ensemble dans une grande maison, Laurent, son fils Éric, moi et ma fille Chloé. Nouveau lieu d'habitation, nouveau couple, nouvelle famille et bientôt nouvelle identité : ma vie est en pleine mutation, et ce n'est pas de tout repos ! Chacun doit trouver sa place, ses repères…

À la veille de notre mariage, très angoissée, je m'allonge sur le lit en fermant les yeux. Laurent me caresse le front. Il a le don de m'ancrer à la terre et de me calmer. Léger et parfumé comme des pétales de fleurs, je sens ce nom, Mary Genty, descendre sur moi et m'envelopper tel un habit de princesse. Je danse, je vole, je ris… C'est mon nom. Maintenant j'en suis sûre, j'ai trouvé mon nouveau nom !

Quelques heures plus tard, nous entrons dans la salle de la mairie. La cérémonie est prévue à quatorze heures et le temps est radieux. Tous nos amis sont présents. L'émotion est à son comble. Non seulement pour nous, mais également pour le maire qui vient d'être élu quelques semaines auparavant et dont c'est le premier mariage. « Moi aussi, c'est mon premier mariage ! » lui dis-je en éclatant de rire. Je ris, je pleure, et en quelques minutes je deviens officiellement Mme Genty. À quarante-cinq ans, ce nouveau patronyme me permet d'être socialement et légalement la femme d'un autre que mon père.

Submergée, je sanglote dans les bras de Laurent. À cet instant précis, je prends conscience avec force que, au-delà de ce nom, de cette nouvelle identité, ce mariage est un rêve de vie que je réalise. Un rêve que l'on m'avait volé lorsque j'étais petite fille !

✶ ✶ ✶

En novembre 2008, le tribunal reconnaît la légitimité de mon histoire et accepte mon changement de prénom. Toute la tension accumulée depuis des mois retombe. Je peux laisser ma vieille peau. J'ai même changé ma signature !

Quelque chose est mort en moi. *Je* est une autre. Je m'appelle Mary Genty et c'est mon vrai nom. Cette nouvelle identité devient pour moi l'empreinte glorieuse de mon parcours initiatique, la signature d'un acte de renaissance... Un nom donné par la justice. Un nom de vie, une « nouvelle peau » qui me libère, m'ancre et m'enracine dans la loi des hommes.

L'exil est terminé, je peux enfin vivre sans porter le poids de ma famille sur le dos. Je porte un nom qui me définit dans mon identité propre, définitivement séparée du désir tout-puissant de mon père. Je me sens enfin légitime et légitimée. J'obtiens rapidement ma carte d'identité. Je peux exister dans le monde, travailler, communiquer... Brandir mes papiers d'identité avec fierté.

* * *

En janvier 2010, le projet de loi de la députée UMP Marie-Louise Fort qui vise à inscrire l'interdit de l'inceste est voté puis inscrit dans le Code pénal français. Ce qui concrètement veut dire que l'enfant n'aura plus à prouver qu'il n'était pas consentant. Un acte sexuel entre un parent et son enfant est désormais considéré comme viol en lui-même. Forte de cette avancée sociale considérable, je continue la représentation de mon spectacle pédagogique, mais cette fois je contacte les associations, les institutions, le conseil général. Je présente ce spectacle comme « un outil de formation et de prévention » et propose également des ateliers de sensibilisation pour les professionnels de terrain.

Le temps
des réconciliations

Les relations avec ma mère ont toujours été plus ou moins chaotiques. « Je t'aime, je te hais, je t'aide, je te détruis, fous le camp, viens ici… » Combien de fois m'a-t-elle trahie, rejetée ? Mais je lui ai toujours pardonné. Au fil du temps, bribe par bribe, j'ai fini par connaître son histoire d'enfant. Une histoire difficile, mais qui donne du sens à la mienne.

Je ne me suis jamais vraiment sentie à ma place de fille. À tant vouloir donner une grand-mère à mes enfants et garder le lien à tout prix, je me rends compte que j'ai supporté l'insupportable. Il m'a fallu beaucoup de temps pour comprendre, puis sortir des méandres de cette relation fusionnelle et confusionnelle dans laquelle je me trouvais avec elle. Aujourd'hui, je garde mes distances et l'histoire reste encore à écrire.

Ma mère s'est longtemps définie elle-même comme une schizophrène lucide. Peut-être avait-elle raison ! Mère dépressive ? Mère folle ? Peu importe, je l'aime. Au-delà de nos conflits, au-delà de nos blessures, de notre relation impossible, je l'ai toujours aimée et je me sens aimée par elle. Elle nous a quittés par peur de nous détruire, convaincue d'être une mauvaise mère, mais son amour, même blessé, m'a portée dans la vie. Il a fait ma force, je le sais.

✳ ✳ ✳

Je regarde le chemin parcouru et combien l'arrivée de mes enfants m'a invitée à affronter mon histoire d'enfant et à me remettre sans cesse en question. « *Réveille-toi, maman, réveille-toi !* » semblaient-ils me dire chacun à leur façon.

Les enfants sont de véritables miroirs qui n'hésitent pas à nous renvoyer nos blessures les plus profondes. Face à mon désir d'être une mère parfaite, j'ai souvent cédé à la tentation de les surprotéger ou de les rendre heureux malgré eux. Que de deuils, que de renoncements il m'a fallu faire pour accepter d'être seulement une bonne mère, avec mes failles, mes difficultés et mes limites.

Que de compassion il m'a fallu développer envers moi-même d'abord, puis envers ceux qui m'avaient abusée et violentée durant toute ma vie : avant d'être des bourreaux, ils avaient aussi été des victimes. Je n'ai pas de haine, pas de rancœur, je vois comment les difficultés de ma vie ont toujours été des opportunités pour grandir, évoluer, créer et découvrir des chemins inattendus.

Pendant longtemps, la peur, la rage et le désespoir ont été mon moteur pour exister : grâce à eux j'ai pu sortir de la spirale infernale de la violence et faire la « nique » à la répétition.

Chemin faisant, j'ai pris conscience de ma part d'ombre et de lumière, de mes forces et de mes fragilités, de mes limites et de mes potentiels, de mes qualités et de mes défauts et, peu à peu, j'ai retrouvé une juste place dans ma relation au monde avec l'humilité d'être tout ce que je suis, mais seulement ce que je suis. Aujourd'hui, c'est l'amour qui me guide. J'ai appris à voir avec mon cœur, et c'est vrai, on voit beaucoup mieux avec le cœur !

Ma véritable puissance, je l'ai rencontrée en acceptant mon impuissance à faire changer les situations auxquelles je ne pouvais rien, en arrêtant de courir après un monde parfait, en renonçant à sauver les autres malgré eux, en lâchant prise face à leurs regards et leurs jugements, en me libérant de la peur de ne pas être aimée ou de ne pas être jugée à ma juste valeur. Et cela même avec mes propres enfants. Parfois dans le désespoir de les voir se perdre et souffrir, mais toujours dans la confiance qu'ils retrouvent le fil de leur propre désir et tissent la toile de leur propre destin.

✳ ✳ ✳

J'ai eu l'occasion de revoir mon père. J'ai senti sa peur à mon égard. Cette peur que j'ai portée si longtemps et qui, désormais, lui appartient. J'ai senti ce petit garçon fragile et blessé en lui, celui qui, pour survivre, a bâti toute sa vie sur des mensonges. J'ai compris qu'il ne pourrait pas reconnaître la vérité de ce qu'il m'a fait subir sans mettre en péril sa propre survie. J'ai compris qu'il ne pourrait sans doute jamais me proposer d'autre relation que celle qu'il m'a proposée jusqu'à présent.

J'aime mon père. Cela peut paraître incompréhensible, mais je l'aime profondément. L'amour est là, mais la relation est impossible car elle va à l'encontre de ce qui est bon et vivant pour moi. J'ai besoin de vivre et d'exister en fonction de ce que je suis et non plus en fonction de ce qu'*il* voudrait que je sois ou que je fasse, c'est-à-dire me taire, faire comme si de rien n'était, voire reconnaître que j'ai menti. Ce qui me fait souffrir le plus, ce n'est pas qu'il nie la vérité, c'est de ne pas pouvoir le serrer dans mes bras et lui dire : « Je t'aime, papa. »

Longtemps j'ai attendu qu'il fasse le chemin jusqu'à moi et me demande pardon. Mais j'ai compris que ce n'est que chimère car la seule personne qui peut faire le chemin jusqu'à moi, c'est moi ! Le chemin vers *ma* vie, mes désirs, mes rêves.

Faire le deuil de la relation à mon père et de sa reconnaissance a été ce qu'il y a de plus déchirant pour moi, mais j'ai bien conscience que c'est grâce à cela que j'ai pu renaître à moi-même et rencontrer l'homme avec lequel je partage ma vie aujourd'hui. Je ne reverrai peut-être jamais mon père. J'ai quitté son monde, mais je lui laisse la porte du mien grande ouverte.

* * *

Tout être aimé est un guide spirituel. Merci à mon père de m'avoir donné la vie, le goût de la justice, le sens de la loi, l'amour de la terre et de la musique… Au-delà de la blessure qui m'a meurtrie, je me relie désormais à tout le bon qu'il m'a transmis…

∗ ∗ ∗

Depuis quatre ans, nous avons créé notre famille avec Laurent et bâti les fondations de notre couple. Aujourd'hui, nous vivons à la campagne dans une maison qui nous ressemble : une vieille bâtisse en pisé entièrement rénovée avec un terrain qui ouvre sur l'horizon, à perte de vue…

Non, je ne suis pas à toi

Je suis la chair de ta chair
Tu m'as donné ton nom
Je suis ton lien et ta prière
Tu m'as donné ton nom

Je suis l'enfant d'une bohême
Perle d'amour à fleur de peau
Tu m'as nommée toi dieu le Père
Et me voici lovée de mots

Je suis ton sang, ta vie, ta sève
Je porte ton nom
Enveloppée dans cette ascèse
Je vis en ton nom

Je suis l'enfant qui porte tes rêves
Désir secret d'une vie éternelle
Je suis ton ombre et ta lumière
L'histoire d'un nom sempiternel

Je suis de langage et de chair
J'ai besoin d'un nom
Pour exister sur cette terre
Sans contrefaçon

Je suis une enfant de la terre
Ton nom me relie à ses lois
C'est bien le deuil que tu dois faire
Non, je ne suis pas à toi

Je suis l'enfant de l'univers
Mon âme n'appartient qu'à moi
Oui, c'est le deuil que tu dois faire
Non, je ne suis pas à toi !

Pour aller plus loin...

ODILE Mary, *L'inceste, de l'autre côté du miroir : du fil du rasoir au fil de la tendresse*, Editions Quintessence, 2006

CYRULNIK Boris, *Un merveilleux malheur*, Odile Jacob, 1999.

THOMAS Éva, *Le viol du silence*, J'ai Lu, 1989.

THOMAS Éva, *Le sang des mots : les victimes, l'inceste et le droit*, Desclée de Brouwer, 2004.

PORCHY Marie-Pierre, *Les silences de la loi : un juge face à l'inceste*, Hachette, 2003.

GENTY Mary, *Un nouveau prénom pour se guérir : de la guérison intime à la guérison sociale de l'inceste*, Quintessence, 2009

TOMASELLA Saverio, *La perversion : renverser le monde*, Eyrolles, 2010.

TOMASELLA Saverio, *Le sentiment d'abandon : se libérer du passé pour exister par soi-même*, Eyrolles, 2010.

TOMASELLA Saverio, *La traversée des tempêtes : renaître après un traumatisme*, Eyrolles, 2010.

À propos de l'auteur

À quarante-huit-ans, Mary Genty est mariée et mère de trois enfants. Conseillère en économie sociale et familiale, formée à la pratique des histoires de vie en formation à l'université de Nantes, à la thérapie sociale avec Charles Rojzman et plus largement à la psychopédagogie de la relation et aux méthodes de communication non violente, elle a évolué pendant plus de vingt ans dans le milieu social et éducatif.

Devenue artiste, chanteuse et pédagogue, elle s'inscrit aujourd'hui dans un désir de transmission, en lien avec elle-même et le monde. Afin de sensibiliser et prévenir, elle a créé un spectacle pédagogique destiné aux parents, aux étudiants, aux professionnels de la santé et du social, sur le thème de la fonction parentale et des frontières de l'inceste. Par ailleurs, coaching de vie, écriture socialisante, ateliers créatifs et projets artistiques composent à présent le terreau fertile de sa reconstruction.

Site Internet de l'auteur : *www.marygenty.com*

Sommaire